护考应急包

2024

护理学（师）

单科 一次过

相关专业知识 全真模拟试卷与解析

全真模拟试卷（一）

全国卫生专业技术资格考试研究专家组 编写

中国健康传媒集团

中国医药科技出版社

内 容 提 要

本书根据最新考试大纲要求，通过分析历年考试真题，并在研究命题规律的基础上精心编写而成。供考生进行模拟自测，梳理对知识点的掌握程度，顺利通关考试。本套试卷分为试题和答案及解析两大部分，以便学生自测后核对答案更加方便。试卷中题型、题量及题目难易程度与考试真题保持高度一致，考生根据自己未通过的科目选择相应的试卷即可。

图书在版编目（CIP）数据

护理学（师）单科一次过全真模拟试卷与解析.相关专业知识 / 全国卫生专业技术资格考试研究专家组编写.—北京：中国医药科技出版社，2023.9

（护考应急包）

ISBN 978-7-5214-3878-9

Ⅰ.①护… Ⅱ.①全… Ⅲ.①护理学–资格考试–题解 Ⅳ.①R47-44

中国国家版本馆CIP数据核字（2023）第074551号

美术编辑　陈君杞

版式设计　南博文化

出版　**中国健康传媒集团** | 中国医药科技出版社

地址　北京市海淀区文慧园北路甲22号

邮编　100082

电话　发行：010-62227427　邮购：010-62236938

网址　www.cmstp.com

规格　889×1194mm $^1/_{16}$

印张　8

字数　285千字

版次　2023年9月第1版

印次　2023年9月第1次印刷

印刷　北京紫瑞利印刷有限公司

经销　全国各地新华书店

书号　ISBN 978-7-5214-3878-9

定价　**25.00元**

版权所有　盗版必究

举报电话：010-62228771

本社图书如存在印装质量问题请与本社联系调换

获取新书信息、投稿、为图书纠错，请扫码联系我们。

编委会

主　编　王　舟

副主编　袁　帅

编　者（以姓氏笔画为序）

王　舟　王海涛　王海燕　白　云

成晓霞　朱静文　李清世　吴　玲

张杰一　罗先平　袁　帅　贾清华

郭梦安　唐秋菊　黄　青　黄传弟

黄连城　黄彩菲　喻惠丹　鲁　林

路　兰　蔡秋霞　谭初花

试题部分

一、以下每一道考题下面有A、B、C、D、E五个备选答案，请从中选择一个最佳答案，并在答题卡上将相应题号的相应字母所属的方框涂黑。

1.治疗小儿秋季腹泻最合理的措施是
A.静脉滴注利尿剂
B.口服庆大霉素
C.禁食、胃肠减压
D.使用广谱抗生素
E.调整饮食及对症支持治疗

2.重度有机磷农药中毒时，全血胆碱酯酶活力在
A.70%以下
B.60%以下
C.50%以下
D.40%以下
E.30%以下

3.肺结核化学治疗原则的描述，错误的是
A.早期使用抗结核药
B.联合使用两种以上药物
C.间断使用抗结核药
D.严格遵照适当的药物剂量
E.坚持完成规定疗程

4.对可疑糖尿病患者最有诊断价值的检查是
A.尿糖定性试验
B.尿糖定量测定
C.空腹血糖测定
D.口服葡萄糖耐量试验
E.胰岛细胞抗体测定

5.急性乳腺炎后期治疗的最主要措施是
A.患乳停止哺乳
B.外敷药物
C.热敷
D.全身用抗生素
E.切开引流

6.容易引起出血性膀胱炎而导致血尿的化疗药物为
A.阿糖胞苷
B.甲氨蝶呤
C.柔红霉素
D.长春新碱
E.环磷酰胺

7.常在春天发作的哮喘患者，预防哮喘发作宜选用
A.氨茶碱
B.色甘酸钠
C.二丙酸倍氯米松气雾剂
D.氯丙那林
E.沙丁胺醇气雾剂

8.类风湿关节炎患者进行关节功能锻炼的最佳时期是
A.恢复期
B.急性期
C.症状前期
D.病变后期
E.晨僵期

9.休克患者使用血管扩张剂前必须具备的前提条件是
A.纠正酸中毒
B.心功能正常
C.补足血容量
D.先用血管收缩药
E.先用强心药

10.4岁幼儿接触过水痘患儿，因其未患过水痘，该幼儿在家隔离观察的时间应为
A.5周
B.4周
C.3周
D.2周
E.1周

11.对诊断不明的急腹症患者禁用泻药的主要原因是
A.易致感染扩散
B.减少肠道蠕动
C.易致血压下降
D.影响肠道消化吸收
E.易致水电解质失衡

12.关于防治类风湿关节炎的要点，错误的是
A.使用阿司匹林等非甾体抗炎药
B.缓解晨僵和疼痛等关节症状
C.长期坚持使用糖皮质激素
D.适当选用免疫抑制剂
E.注意锻炼关节功能

13.长期服用硝苯地平可出现
A.干咳
B.皮疹

C.支气管哮喘

D.胫前水肿

E.心悸

14.大便隐血试验前3天可以摄取

A.动物内脏

B.瘦肉

C.牛奶

D.大量绿叶蔬菜

E.动物血

15.颅内压增高明显时，应避免

A.颅脑多普勒检查

B.脑血管造影

C.腰椎穿刺

D.MRI检查

E.CT检查

16.口服补液盐（ORS液）的张力为

A.1/2张

B.1/3张

C.2/3张

D.1/4张

E.1/5张

17.对放射疗法最敏感的肺癌类型是

A.黏液癌

B.大细胞癌

C.小细胞癌

D.腺癌

E.鳞癌

18.下肢静脉曲张的病因**不包括**

A.长期负重工作致腹压增高

B.浅静脉压力升高

C.静脉薄膜缺陷

D.下肢肌肉收缩减退

E.静脉壁薄弱

19.骨筋膜室综合征的主要治疗措施是

A.彻底切开筋膜减压

B.密切观察有无肾功能损害

C.应用扩血管药物

D.手术探查血管

E.抬高患肢

20.目前原发性肝癌最有效的治疗方法是

A.肝动脉结扎术

B.肝移植术

C.肝切除术

D.放射疗法

E.化学疗法

21.关于上腹部手术的备皮范围，**错误**的是

A.下至髂前上棘连线

B.左侧至腋后线

C.右侧至腋后线

D.下至耻骨联合

E.上自乳头连线

22.患者，女性，45岁，感染性休克，处于DIC早期，行肝素抗凝治疗，在用药前后要测定

A.红细胞比积

B.红细胞计数

C.白细胞计数

D.出血时间

E.凝血时间

23.对于腹内脏器损伤诊断阳性率可达90%的检查是

A.诊断性腹腔穿刺和腹腔灌洗术

B.B超检查

C.X线检查

D.CT检查

E.腹腔镜检查

24.确诊肿瘤最可靠的检查是

A.核素扫描

B.内镜

C.病理

D.X线

E.B超

25.关于颅内高压病人的处理措施，**错误**的是

A.呼吸不畅可行气管切开

B.限制液体入量

C.应用脱水剂

D.便秘时高压灌肠

E.密切观察病情变化

26.患者，男性，26岁，因颅脑外伤昏迷入院，当患者出现清醒后又再次昏迷，其有效的处理是

A.应用肾上腺皮质激素

B.给氧

C.手术

D.脱水

E.降温

27.患儿，女，8岁，在颈前中线出现一球形囊性肿块，表面光滑，边界清楚，伸舌时能牵动，无痛苦，考虑为

A.恶性淋巴瘤

B.甲状舌管囊肿

C.颈淋巴结核

D.淋巴结转移癌

E.甲状腺腺癌

28.双胎妊娠在分娩期，第一个胎儿娩出后由于子宫腔突然缩小，容易发生

　　A.前置胎盘

　　B.胎盘早剥

　　C.胎膜早破

　　D.胎儿畸形

　　E.产程缩短

29.患者，男性，58岁。肺癌术后化疗，当血白细胞降至3.5×10^9/L（3500/mm^3），首先要

　　A.减少抗癌药量

　　B.少量输血

　　C.加强营养

　　D.停用化疗药

　　E.用生血药

30.患儿女，6岁，不规则中等度发热，乏力，食欲差1月余。查体：消瘦，T 38℃，肝肋下3cm，脾肋下2cm。X线胸片：双肺广泛分布"粟粒大小"的结节状阴影，伴右肺门影扩大。最可能的诊断是

　　A.粟粒型肺结核

　　B.原发型肺结核

　　C.小叶性干酪型肺炎

　　D.粟粒型肺结核+干酪型肺炎

　　E.原发型肺结核+粟粒型肺结核

31.患者，男性，36岁，溃疡病合并瘢痕性幽门梗阻，为减轻黏膜水肿，术前应

　　A.持续胃肠减压

　　B.灌肠

　　C.胃液分析

　　D.输血

　　E.每晚温等渗盐水洗胃

32.应立即收治ICU的是

　　A.肾挫伤患者

　　B.冠心病患者

　　C.呼吸衰竭患者

　　D.轻度脱水患者

　　E.阑尾切除术后患者

33.治疗休克的基本措施是

　　A.治疗原发病

　　B.补充血容量

　　C.应用血管活性药物

　　D.纠正代谢紊乱

　　E.增强心功能

34.幽门梗阻患者术前用温盐水洗胃的目的是

　　A.纠正脱水

　　B.纠正低氯低钾碱中毒

　　C.纠正营养不良

　　D.减轻胃壁水肿和炎症

　　E.缓解梗阻症状

35.患者女，35岁。右上腹阵发性绞痛伴恶心呕吐5小时，Murphy征阳性，进一步检查应首选

　　A.腹部CT

　　B.腹部B超

　　C.腹部MRI

　　D.腹部X线平片

　　E.经皮肝穿刺造影

36.尿液呈酱油色主要见于

　　A.阻塞性黄疸

　　B.肾性肿瘤

　　C.泌尿系感染

　　D.急性溶血

　　E.晚期丝虫病

37.患儿女，7个月。因"反复发作性抽搐2天"就诊。足月顺产，人工喂养，户外活动少。查体：神志清，精神尚可，体重8kg；前囟2cm×2cm，平坦；颈无抵抗，心肺无异常；四肢肌张力正常，病理反射未引出。实验室检查：血钙1.25mmol/L，血清25-（OH）D$_3$下降。最可能的诊断是

　　A.维生素D缺乏性佝偻病

　　B.原发性癫痫

　　C.缺氧缺血性脑病

　　D.颅内感染

　　E.维生素D缺乏性手足搐搦症

38.风湿热的主要表现**不包括**

　　A.心脏炎

　　B.环形红斑

　　C.舞蹈病

　　D.关节畸形

　　E.多发性关节炎

39.患者男，50岁，肝硬化病史10年，半年前曾有上消化道出血史。1天前患者出现黑便，下列护理措施中**错误**的是

　　A.饮食温度要低

　　B.不进食粗糙、刺激性食物

　　C.口服药物应研磨成粉冲服

　　D.一般不放置胃管

　　E.避免咳嗽，常做屏气锻炼

40.大隐静脉曲张术后早起活动的主要目的是防止

A.患肢淤血

B.患肢僵直

C.术后复发

D.血栓形成

E.血管痉挛

41.血淀粉酶显著增高常见于

A.胰腺炎

B.溃疡病

C.急性肝炎

D.肝硬化

E.心肌炎

42.对有机磷农药中毒最有诊断价值的检查是

A.碳氧血红蛋白测定

B.碱性磷酸酶测定

C.氧合血红蛋白测定

D.胆碱酯酶活力测定

E.血清淀粉酶测定

43.治疗急性肺水肿**不恰当**的措施是

A.取端坐位，两腿下垂

B.口服地高辛

C.高流量吸氧

D.静滴氨茶碱

E.皮下注射吗啡

44.关于新生儿坏死性小肠结肠炎的临床表现，**不正确**的叙述是

A.常无窒息史

B.以腹痛起病

C.腹胀

D.呕吐

E.便血

45.器械护士和巡回护士的共同责任是

A.静脉输液

B.管理器械台

C.传递器械

D.核对病人姓名

E.清点器械、敷料

46.对血液病诊断最有价值的实验室检查方法是

A.CT

B.B型超声

C.X线检查

D.骨髓检查

E.肝功能检查

47.肿瘤诊断有很多方法，定性诊断的检查是

A.X线

B.超声波

C.核素

D.血管造影

E.病理

48.糖尿病微血管病变的典型改变是

A.肾小管间质病变

B.出现微血管瘤，视网膜出血，硬性渗出物

C.心脏微血管病变

D.弥漫性肾小球硬化病变

E.微血管基膜增厚和微循环障碍

49.腹膜刺激征是指

A.腹痛、腹胀、肠鸣音亢进

B.压痛、反跳痛、腹肌紧张

C.腹胀、压痛、反跳痛

D.恶心、呕吐、腹泻、压痛

E.发热、腹痛、压痛

50.患者女，40岁，因严重感染入院。查体：T 39.8℃，P 90次/分，R 25次/分，BP 116/80mmHg。血气分析：PaO_2 55mmHg，$PaCO_2$ 30mmHg。首先考虑为

A.急性肾衰竭

B.急性呼吸窘迫综合征

C.弥散性血管内凝血

D.急性肝衰竭

E.急性心力衰竭

51.某患者患肺结核病1年，现仍有低热、咳嗽、咯血等症状。为明确病因，相关的辅助检查是

A.CT

B.核磁共振

C.X线胸片

D.结核菌素试验

E.B超

52.患者男，49岁。有肝硬化病史，近半个月来肝区疼痛明显。有助于确诊的检查是

A.血沉

B.甲胎蛋白

C.尿胆红素

D.血三酰甘油

E.血清球蛋白

53.清创术的最佳时机是伤后

A.6~8小时内

B.8~10小时内

C.10~12小时内

D.24小时内

E.48小时内

54. 患者男，33岁。左胸部受伤后，烦躁不安，查体：脉搏110次/分，血压80/60mmHg，左胸叩诊鼓音，呼吸音消失，左颈胸广泛皮下气肿，首要的急救措施是
    A.吸氧
    B.镇静止痛
    C.穿刺排气
    D.剖胸探查
    E.补充血容量

55. 关于注意缺陷多动障碍的叙述，**不正确**的是
    A.临床主要症状为注意力缺陷和活动过度
    B.可能是一种多基因的遗传性疾病
    C.大多伴有语言发育迟缓和智力低下
    D.6岁以下及青春期以后原则上不用药
    E.患儿情绪不稳、任性冲动

56. 一般不会引发咯血的疾病是
    A.上消化道出血
    B.支气管扩张
    C.肺癌
    D.左心衰
    E.肺结核

57. 高血压急症首选的降压药物是
    A.呋塞米
    B.硝普钠
    C.硝酸甘油
    D.地尔硫䓬
    E.拉贝洛尔

58. 被动体位见于以下哪类病人
    A.支气管哮喘
    B.瘫痪
    C.肺气肿
    D.下肢水肿
    E.肺淤血

59. 排卵性功血的治疗原则是
    A.防止子宫内膜病变
    B.恢复黄体功能
    C.积极止血
    D.调整周期
    E.促排卵

60. 腹部触诊有"腹壁柔韧感"提示
    A.急性胃穿孔
    B.肝硬化腹水
    C.结核性腹膜炎
    D.急性胰腺炎
    E.急性胃扩张

61. 患儿男，1岁。因高热惊厥入院，治疗1周后痊愈出院。出院前对其家长进行健康教育的重点是
    A.合理的喂养方法
    B.体格锻炼的方法
    C.惊厥的预防及急救措施
    D.预防接种的时间
    E.门诊复查的时间

62. 现场抢救一氧化碳中毒者的首选措施是
    A.给予吸氧
    B.将患者转移到空气新鲜处
    C.使其平卧
    D.给予脱水治疗
    E.开放气道

63. 大便呈柏油样常见于
    A.痢疾
    B.上消化道出血
    C.直肠癌
    D.霍乱
    E.胰腺炎

64. 胰腺癌的影像学检查中，可以同时进行活检的是
    A.B超
    B.CT
    C.MRI
    D.ERCP
    E.PTC

65. 下列关于急性乳腺炎的治疗，**错误**的是
    A.停止哺乳
    B.排空乳汁
    C.局部冷敷
    D.应用抗菌药物
    E.理疗

66. 亲体肝移植术前准备中，**错误**的是
    A.供受者血型相符
    B.需经过伦理鉴定
    C.供受者之间有血缘关系即可
    D.供体身体健康符合捐献标准
    E.供者剩余肝脏重量/供者体重>0.8%

67. 慢性支气管炎常可发展为
    A.肺出血
    B.支气管扩张
    C.肺栓塞
    D.小叶性肺炎
    E.阻塞性肺气肿

68. 主动脉瓣狭窄患者终末期极少见到的并发症是

A.心房颤动

B.左心衰竭

C.右心衰竭

D.感染性心内膜炎

E.体循环栓塞

69.上消化道出血病因诊断的首选检查

A.X线钡餐检查

B.内镜检查

C.选择性动脉造影

D.胃液分析

E.粪潜血试验

70.缺铁性贫血患儿血液检查的特点是

A.红细胞数量减少较血红蛋白减少明显

B.网织红细胞减少

C.血清铁蛋白增多

D.血清总铁结合力下降

E.红细胞中央淡染区扩大

71.患者女，50岁。胆囊切除术后2个月出现腹痛，频繁呕吐，呕吐物为胃内容物，腹部轻压痛，无反跳痛。正确的处理措施是

A.胃肠减压

B.纠正休克

C.解痉止痛

D.立即手术

E.应用抗生素

72.下列泌尿系统检查，需要做碘过敏试验的是

A.尿路平片

B.静脉肾盂造影

C.磁共振尿路成像

D.B超

E.膀胱镜检查

73.判断腹泻患儿脱水性质的主要检查是

A.血清钙

B.血清钾

C.血清钠

D.血清镁

E.CO_2结合力

74.某孕妇，25岁。G_1P_0，孕8周，早孕出现较重的呕吐。皮肤黏膜苍白，毛发干燥无光泽，活动无力，易头晕。实验室检查：血红蛋白70g/L，血细胞比容0.15，血清铁60μmol/L。下列孕期健康宣教的内容，**错误**的是

A.给予心理支持，减少心理应激

B.重点评估胎儿宫内生长发育状况

C.如果服用铁剂时胃肠道反应较轻，则不需同服维生素C

D.重点监测胎心率变化

E.应列为高危妊娠，加强母儿监护

75.当前控制哮喘患者气道炎症最有效的药物是

A.β₂受体激动剂

B.茶碱类药物

C.糖皮质激素

D.大环内酯类药物

E.头孢菌素

76.关于女性生殖道感染的防御机制，正确的叙述是

A.阴道pH值在4.5~5.5之间

B.外阴与阴道毗邻

C.输卵管的细长解剖结构

D.外阴皮肤为柱状上皮

E.子宫颈黏液栓的形成

77.属于急性原发免疫性血小板减少症病人骨髓象变化的是

A.巨核细胞数量减少

B.巨核细胞数量正常或增加

C.巨核细胞浆退行性变

D.巨核细胞多数为成熟型

E.巨核细胞明显增多

78.患者女，30岁，因不慎跌倒导致外阴裂伤，右侧大阴唇裂口长约3cm，活动性出血，下列处理措施中**错误**的是

A.建立静脉通道

B.给予止血药物

C.给予抗感染药物

D.阴道内塞纱止血

E.给予止痛药物

79.原发性肾病综合征首选的治疗药物是

A.抗生素

B.螺内酯

C.糖皮质激素

D.白蛋白

E.环孢素

80.毕Ⅱ式胃大部切除术后近期的严重并发症是

A.胃排空延迟

B.吻合口破裂

C.吻合口梗阻

D.胃出血

E.十二指肠残端破裂

81.做冠状动脉造影术前，必须做好

A.凝血试验

B.抗生素过敏试验

C.造影剂过敏试验

D.心电图检测

E.血压监测

二、以下提供若干组考题，每组考题共同使用在考题前列出的A、B、C、D、E五个备选答案。请从中选择一个与考题关系最密切的答案，并在答题卡上将相应题号的相应字母所属的方框涂黑。每个备选答案可能被选择一次、多次或不被选择。

（82~83题共用备选答案）

A.板状腹

B.恶心、呕吐

C.肛门坠胀感

D.突然发生持续性腹痛

E.突感一侧下腹部撕裂样疼痛

82.输卵管妊娠突然破裂时，首先出现的症状是

83.胎盘早剥的主要症状是

（84~85题共用备选答案）

A.脓液

B.带粪臭的血性液体

C.粪样液体

D.清亮液体

E.胆汁

84.小肠穿孔腹腔穿刺液为

85.绞窄性肠梗阻腹腔穿刺液为

（86~88题共用备选答案）

A.血尿

B.蛋白尿

C.乳糜尿

D.脓尿

E.少尿或无尿

86.急性肾盂肾炎常见的尿液特点为

87.慢性肾小球肾炎常见的尿液特点为

88.慢性肾衰竭常见的尿液特点为

（89~90题共用备选答案）

A.从胎儿娩出到胎盘娩出

B.从宫口开全到胎儿娩出

C.从有规律性宫缩到宫口开全

D.从有规律性宫缩到胎儿娩出

E.从有规律性宫缩到胎盘娩出

89.第一产程指

90.第二产程指

（91~93题共用备选答案）

A.吸宫不全

B.术后感染

C.子宫穿孔

D.羊水栓塞

E.人工流产综合征

91.人工流产术中，受术者出现面色苍白、出汗、心率缓慢，应考虑为

92.人工流产术中，受术者感到下腹撕裂样疼痛，术者探测宫腔有"无底"感觉，应考虑为

93.人工流产术后2周仍有阴道流血较多，应考虑为

（94~96题共用备选答案）

A.肛裂

B.骨盆直肠间隙脓肿

C.肛门周围脓肿

D.坐骨肛管间隙脓肿

E.肛瘘

94.疼痛、肿胀和局部压痛同时存在的是

95.发病初期即出现寒战、发热等症状，局部可出现持续性胀痛的是

96.常与前哨痔、乳头肥大同时存在的是

（97~98题共用备选答案）

A.排尿突然中断

B.尿频、尿急、尿痛

C.有尿意但不能排尿

D.进行性排尿困难

E.排尿淋漓不尽

97.膀胱结石患者的排尿典型症状是

98.慢性前列腺增生的最主要症状是

（99~100题共用选项）

A.1周以内

B.2周以内

C.2周~2个月

D.2个月以上

E.半年以上

99.迁延性腹泻病程为

100.慢性腹泻病程为

答案与解析

序号	1	2	3	4	5	6	7	8	9	10
答案	E	E	C	D	E	E	B	A	C	C

序号	11	12	13	14	15	16	17	18	19	20
答案	A	C	D	C	C	A	C	D	A	C

序号	21	22	23	24	25	26	27	28	29	30
答案	A	E	A	C	D	C	B	B	D	A

序号	31	32	33	34	35	36	37	38	39	40
答案	E	C	B	D	B	D	E	C	E	E

序号	41	42	43	44	45	46	47	48	49	50
答案	A	D	B	A	E	D	E	B	B	B

序号	51	52	53	54	55	56	57	58	59	60
答案	D	B	A	C	C	A	B	B	B	C

序号	61	62	63	64	65	66	67	68	69	70
答案	C	B	B	D	C	E	C	E	B	E

序号	71	72	73	74	75	76	77	78	79	80
答案	A	B	C		C	E		D	C	E

序号	81	82	83	84	85	86	87	88	89	90
答案	C	E	D	C	B	D	B	B	C	B

序号	91	92	93	94	95	96	97	98	99	100
答案	E	C	A	C	D	A	A	D	C	D

1.解析：小儿秋季腹泻多为轮状病毒肠炎，治疗以调整饮食及对症支持治疗为主，一般不用抗生素。故本题选E。

2.解析：全血胆碱酯酶活力测定是诊断有机磷农药中毒、判断中毒程度、疗效及估计预后的主要指标。正常人全血胆碱酯酶活力为100%，低于80%为异常。根据症状轻重，将急性有机磷农药中毒分为轻度（全血胆碱酯酶活力在50%~70%）、中度（全血胆碱酯酶活力降至30%~50%）和重度（全血胆碱酯酶活力<30%）。故本题选E。

3.解析：治疗结核的原则就是早期、联合、适量、规律和全程治疗。其中规律是患者必须严格按照化疗方案规定的用药方法，按时服药，不能无故随意停药或随意间断用药。故本题选C。

4.解析：尿糖测定仅能为糖尿病诊断提供线索，部分可疑糖尿病患者空腹血糖可以是正常的。胰岛细胞抗体测定可用于鉴别糖尿病的类型。口服葡萄糖耐量试验可用于可疑糖尿病患者的鉴别诊断。故本题选D。

5.解析：急性乳腺炎的处理原则包括控制感染，排空乳汁。脓肿形成前主要以抗生素等治疗为主；后期脓肿形成后，则需及时行脓肿切开引流。故本题选E。

6.解析：阿糖胞苷可引起消化道反应、肝功能异常、骨髓抑制等；甲氨蝶呤主要引起口腔及胃肠道黏膜溃疡，肝损害及骨髓抑制；柔红霉素主要引起骨髓抑制、心脏损害及消化道反应；长春新碱主要引起末梢神经炎、腹痛及脱发；环磷酰胺主要引起骨髓抑制、恶心呕吐、脱发及出血性膀胱炎。故本题选E。

7.解析：色甘酸钠主要用于预防季节性哮喘发作，数日或数周后起到防治效果。患者常在春季哮喘发作，可使用色甘酸钠预防其哮喘发作。故本题选B。

8.解析：关节功能锻炼是类风湿关节炎缓解期的一种治疗手段，对其预后有非常重要的作用。通过关节功能锻炼，可以增加肌力，保存关节的活动能力，防止关节挛缩、强直及肌肉萎缩。所以，在类风湿关节炎恢复期，只要患者能耐受，就要早期、有规则地进行各关节的功能锻炼。故本题选A。

9.解析：补充血容量是治疗休克最基本和首要的措施。血管活性药物的应用应该是在补足血容量的基础之上，不宜单独使用，以防血压进一步降低，影响周围循环灌注。故本题选C。

10.解析：无并发症的水痘患儿多在家隔离治疗，隔离至疱疹全部结痂或出疹后7日止。易感儿接触水痘患儿后应隔离观察3周。故本题选C。

11.解析：泻药会加剧肠道蠕动，使胃肠内容物扩散，对于急腹症患者易导致感染扩散，因此，对于不明原因的急腹症患者禁用泻药。故本题选A。

12.解析：类风湿关节炎的治疗：使用阿司匹林等非甾体抗炎药，适当选用免疫抑制剂，使用糖皮质激素时应小剂量，短期应用。治疗目的：①控制关节及其他组织的炎症，缓解晨僵和疼痛等关节症状；②保持关节功能和防止畸形；③修复受损关节以减轻疼痛和恢复功能。故本题选C。

13.解析：硝苯地平是常用的高血压药物，主要副作用有颜面潮红、头痛，长期服用本药可出现胫前水肿。故本题选D。

14.解析：大便隐血试验前3天应禁食绿叶蔬菜、动物血、内脏以及肉，防止发生假阳性；可进食土豆、白菜、牛奶等。

15.解析：颅内压明显增高时应禁止做腰椎穿刺，以防发生枕骨大孔疝。

16.解析：口服补液盐简称ORS液，2002年推荐低渗性口服补液盐配方由氯化钠2.6g，枸橼酸钠2.9g，氯化钾1.5g，葡萄糖13.5g，加水至1000ml配制而成。此口服液总渗透压为245mmol/L，由原来的2/3张降低至1/2张。适用于能口服的轻、中度脱水患儿。

17.解析：小细胞癌恶性程度最高，但对放射疗法最敏感。

18.解析：静脉壁软弱、静脉瓣膜缺陷、浅静脉内压力持续升高（长期站立、重体力劳动、妊娠、慢性咳嗽、习惯性便秘）是引起下肢静脉曲张的主要原因。

19.解析：骨筋膜室综合征一旦发生应立即切开筋膜减压，防止肌肉和神经发生缺血性坏死。

20.解析：手术切除是目前治疗原发性肝癌的最好方法。

21.解析：上腹部手术备皮范围为上起乳头连线，下至耻骨联合，两侧至腋后线。

22.解析：肝素用药前应测定凝血时间，用药后2h再次测定凝血时间。如凝血时间短于12分钟，提示肝素剂量不足；若超过30分钟提示过量。

23.解析：对于腹内脏器损伤，诊断性腹腔穿刺和腹腔灌洗术的诊断阳性率可达90%左右。

24.解析：病理学检查是肿瘤定性诊断最可靠的检查。

25.解析：便秘时高压灌肠可加重颅内压增高，因此颅内压增高的患者禁忌高压灌肠，便秘时使用缓泻剂或低压小量灌肠。

26.解析：患者伤后昏迷出现"中间清醒期"，提示为硬脑膜外血肿，应立即手术清除血肿。

27.解析：甲状舌管囊肿多见于15岁以下儿童，表现为颈前区中线、舌骨下方出现圆形囊性肿块，边界清楚，表面光滑，有囊性感，无压痛，不与皮肤粘连，随伸缩舌上下移动。

28.解析：双胎妊娠产妇分娩时，当第一个胎儿娩出后，宫腔容积突然缩小，致使胎盘附着面也随之缩小，容易发生胎盘早剥。

29.解析：化疗药可抑制骨髓造血功能，但病人白细胞降至3.5×10^9/L（3500/mm³）时应及时停药。

30.解析：胸部X片常对诊断粟粒型肺结核起决定性作用，在起病后2~3周胸部摄片可发现大小一致、分布均匀的粟粒状阴影，密布于两肺肺野。

31.解析：溃疡病合并瘢痕性幽门梗阻病人术前3天用温等渗盐水洗胃，可消除胃黏膜水肿，促进术后吻合口愈合。

32.解析：ICU收治对象主要包括：①严重创伤、大手术及器官移植术后需要监测器官功能的病人；②各种原因引起循环功能失代偿，需要药物或特殊设备支持的病人；③有可能发生呼吸衰竭，需要严密监测呼吸功能，或需要呼吸机治疗的病人；④严重水、电解质紊乱及酸碱平衡失调的病人；⑤麻醉意外、心脏停搏复苏后需继续治疗和护理的病人等。

33.解析：治疗休克最基本、最有效的措施是及时补充血容量，积极处理原发病是治疗休克最根本的措施。

34.解析：幽门梗阻者术前3日每晚用300~500ml温等渗盐水洗胃，以减轻胃壁黏膜水肿和炎症，避免术后发生吻合口瘘，促进吻合口愈合。

35.解析：Murphy征阳性为急性胆囊炎的体征。B超检查是胆道疾病首选的检查。

36.解析：急性溶血病人，由于凝聚的红细胞溶解，大量血红蛋白释放到血浆中，从而进入尿液，出现血红蛋白尿，呈酱油色。

37.解析：维生素D缺乏性手足搐搦症主要是由于维生素D缺乏，血钙降低导致神经肌肉兴奋性增高，出现惊厥、喉痉挛或手足抽搐等症状。当血钙低于1.75~1.88mmol/L或血清钙离子浓度在1mmol/L以下时，即可发病。

38.解析：风湿热可导致风湿性关节炎，年长儿多见，以游走性和多发性为特点，局部出现红、肿、热、痛，以疼痛和功能障碍为主。经治疗后关节功能可恢复，不留畸形。

39.解析：肝硬化病人会出现食管胃底静脉曲张，护士应指导病人避免咳嗽，但不宜常做屏气锻炼，以免引起曲张静脉破裂出血。

40.解析：大隐静脉曲张患者术后应早期活动，促进血液循环，从而防止血栓形成。

41.解析：血清淀粉酶增高多见于急性胰腺炎。急性胰腺炎病人血清淀粉酶在发病后1~2小时即开始升高，8~12小时标本最有价值，24小时达高峰。

42.解析：全血胆碱酯酶活力测定是诊断有机磷农药中毒、判断中毒程度、疗效及预后估计的主要指标。轻度中毒全血胆碱酯酶活力一般在70%~50%，中度中毒全血胆碱酯酶活力降至30%~50%，重度中毒全血胆碱酯酶活力降至30%以下。

43.解析：发生急性肺水肿时应立即协助病人取端坐位，双腿下垂，给予高流量氧气吸入，遵医嘱给予镇静、平喘、强心、利尿和扩血管药物。地高辛为口服制剂，起效慢，急性肺水肿时应静脉注射毛花苷丙等强心剂。

44.解析：新生儿坏死性小肠结肠炎多见于早产儿、常有窒息史，主要表现为急性腹痛、腹胀、腹泻、呕吐及便血。

45.解析：手术前、术中关体腔前以及缝合切口前，器械护士与巡回护士应共同清点各种器械、敷料、缝针等的数目，核实后登记。术毕再自行清点一次，以防遗留在手术区内。

46.解析：诊断血液病最有价值的实验室检查方法是骨髓检查。骨髓是人体主要的造血器官，血细胞相关质和量的异常对血液病诊断、鉴别诊断、疗效观察及预后判断等方面均有重要价值。

47.解析：病理检查是肿瘤定性诊断的检查方法，包括细胞学检查和活体组织检查。

48.解析：糖尿病性视网膜病变是糖尿病微血管病变中最重要的表现，是一种具有特异性改变的眼底病变，以眼底出现微血管瘤，视网膜出血，硬性渗出物为特征。

49.解析：压痛、反跳痛、腹肌紧张是腹膜炎的标志性体征，称为腹膜刺激征。

50.解析：严重感染的病人出现呼吸增快、血氧分压下降（55mmHg），考虑为急性呼吸窘迫综合征。

51.解析：肺结核患者病程1年，现仍有低热、咳嗽、咯血等症状，为明确患者是否为活动性肺结核，应做结核菌素试验。

52.解析：患者既往有肝硬化病史，现出现肝区疼痛，考虑为肝癌。甲胎蛋白（AFP）是肝癌早期诊断的重要方法之一，肝细胞癌AFP阳性率为70%~90%。

53.解析：清创术是处理开放伤性损伤最重要、最基本、最有效的手段。通过清创，可使污染伤口变为清洁伤口，开放性损伤变为闭合性损伤。清创术最好在伤后6~8小时内进行。

54.解析：张力性气胸主要表现为气管向健侧偏移，伤侧胸廓饱满，肋间隙增宽，呼吸幅度减小，明显皮下气肿。叩诊呈鼓音，听诊呼吸音消失。上述患者考虑为张力性气胸，应立即排气减压。

55.解析：注意缺陷多动障碍是以多动、注意力不集中、有攻击行为、参与事件能力差、但智力基本正常为其特点的一组综合征。

56.解析：上消化道出血患者出血250~300ml时会出现呕血，其余疾病均会引起咯血。

57.解析：出现高血压急症时应首选硝普钠降压，硝普钠在使用时应避光滴注。

58.解析：被动体位是指病人自己无能力变换体位，卧于他人安置的体位。见于昏迷、瘫痪、极度衰弱等病人。

59.解析：排卵性功血多见于育龄妇女，治疗以恢复其黄体功能为目标。

60.解析：腹部柔韧感、揉面感主要见于结核性腹膜炎。

61.解析：高热惊厥患儿出院前，护士应告知家长物理降温的重要性及方法，讲解惊厥发作时的急救措施。

62.解析：一旦发生一氧化碳中毒，应立即将患者转移到空气新鲜处，脱离现场，保持呼吸道通畅，再给予高流量吸氧等抢救措施。

63.解析：粪便稀薄黏稠、漆黑发亮，形似柏油，称为柏油样便。柏油样便常见于上消化道出血。上消化道出血50~70ml即可出现黑便（柏油样便）。

64.解析：ERCP可直接观察十二指肠乳头部的病变，并能同时进行活检。

65.解析：急性乳腺炎治疗原则：患侧乳房停止哺乳，排空乳汁，应用抗生素；局部热敷或理疗以促进炎症早期消散。

66.解析：亲体肝移植术前须检查血型、交叉配合与细胞毒性试验、混合淋巴细胞培养、人类白细胞抗原（HLA抗原）的血清学测定等。

67.解析：慢性支气管炎是指气管、支气管黏膜及其周围组织的慢性非特异性炎症，临床上以咳嗽、咳痰、喘息及反复发生感染为特征，常可并发为慢性阻塞性肺气肿。

68.解析：主动脉瓣狭窄会引起左心室后负荷增加，终末期会引起左心衰竭，而不是右心衰竭。

69.解析：胃镜检查是上消化道出血病因诊断的首选检查，一般在上消化道出血后24~48小时内进行急诊内镜检查。

70.解析：缺铁性贫血患儿血液检查的特点是血红蛋白降低较红细胞数减少明显，呈小细胞低色素贫血。血涂片可见红细胞大小不等，以小细胞为多，中央淡染区扩大。网织红细胞数正常或轻度减少，白细胞、血小板多正常。

71.解析：胆囊切除术后2个月出现腹痛，频繁呕吐，呕吐物为胃内容物，腹部轻压痛，考虑为肠梗阻，应立即给予禁食、胃肠减压。

72.解析：需做碘过敏试验者为接受含碘造影剂检查的病人，结合选项，仅静脉肾盂造影需要碘造影剂。

73.解析：根据血钠浓度不同，腹泻患儿脱水分为等渗性、低渗性和高渗性脱水，血钠在130~150mmol/L为等渗性脱水，血钠<130mmol/L为低渗性脱水，血钠>150mmol/L为高渗性脱水。

74.解析：口服铁剂的护理：①从小剂量开始，逐渐增加至全量，并在两餐之间服用，以减少对消化道的刺激；②可与稀盐酸、果汁和维生素C同服，以促进铁的吸收；③服用铁剂时忌饮茶、牛奶、咖啡；④服铁剂期间大便会变黑，向病人说明以消除其顾虑。

75.解析：糖皮质激素是当前控制哮喘最有效的抗炎药物，主要作用机制是抑制气道的变应性炎症，降低气道的高反应性。

76.解析：女性生殖系统的自然防御功能：①两侧大阴唇自然合拢遮掩阴道口、尿道口。②阴道口闭合，阴道前后壁紧贴，可防止外界污染。③阴道上皮在卵巢分泌雌激素作用下，增生变厚，从而增强抵抗病原体侵入的能力。④子宫颈阴道部表面覆以复层鳞状上皮，具有较强的抗感染能力。子宫颈分泌的黏液形成"黏液栓"，堵塞子宫颈管，病原体不易侵入。⑤生育年龄妇女子宫内膜周期性剥脱，及时消除子宫内感染。⑥输卵管黏膜上皮细胞的纤毛向子宫腔方向摆动及输卵管蠕动，都有利于阻止病原体侵入。

77.解析：急性原发免疫性血小板减少症病人骨髓象特点：巨核细胞数量增多或正常，形成血小板的巨核细胞减少。

78.解析：外阴创伤的治疗原则为止痛、止血、抗休克和抗感染。立即建立静脉通道，作好输液、输血准备，及时给予止血、止痛药物；保持外阴清洁、干燥，防止感染。

79.解析：原发性肾病综合征是一种免疫性疾病，治疗药物首选糖皮质激素，以抑制免疫反应。

80.解析：十二指肠残端破裂是毕Ⅱ式胃大部切除术后近期的严重并发症。一般发生在术后3~6日，主要表现为右上腹突发剧痛和局部明显压痛、腹肌紧张等急性弥漫性腹膜炎症状。一旦发生应立即手术处理。

81.解析：冠状动脉造影术是为了明确冠状动脉分支是否有畸形、狭窄，了解交通分支分布情况，造影前应做好碘造影剂过敏试验。

82.解析：输卵管妊娠破裂时，患者常突感一侧下腹部撕裂样疼痛，随后疼痛遍及全腹，甚至放射到肩部。

83.解析：胎盘早剥是指正常位置的胎盘在胎儿娩出前，部分或全部从子宫壁剥离，主要表现为妊娠晚期突然发生持续性腹痛，伴或不伴阴道流血。

84.解析：小肠穿孔时，肠内容物流入腹腔，腹腔穿刺液为粪样液体。

85.解析：绞窄性肠梗阻时，肠壁缺血坏死，腹腔穿刺液为带粪臭的血性液体。

86.解析：急性肾盂肾炎常见的尿液特点为尿蛋白少量，尿沉渣白细胞、红细胞增多，其中以白细胞最常见。若见白细胞（脓细胞）管型，对肾盂肾炎有诊断价值。

87.解析：蛋白尿是慢性肾小球肾炎必有的表现，尿蛋白常在1~3g/d。

88.解析：慢性肾衰竭常见的尿液特点为尿量可正常但夜尿多，尿比重低，严重者尿比重固定在1.010~1.012，尿蛋白+~+++，晚期可阴性。

89.解析：第一产程（宫颈扩张期）是指从有规律宫缩开始至宫口开全。初产妇需11~12小时，经产妇6~8小时。

90.解析：第二产程（胎儿娩出期）是指从宫颈口开全到胎儿娩出。初产妇需1~2小时，经产妇需几分钟至1小时。

91.解析：人工流产综合征是由于子宫体、宫颈受机械性刺激造成迷走神经兴奋，引起冠状动脉痉挛、心脏传导功能障碍所致，患者出现面色苍白、出汗、心率减慢。

92.解析：人流术中，受术者突感剧烈下腹痛，提示子宫穿孔，需立即停止手术，给予缩宫素和抗生素，并严密观察受术者的生命体征，有无阴道流血及腹腔内出血征象。

93.解析：人工流产术后2周仍有阴道流血较多，应考虑为吸宫不全。

94.解析：肛门周围脓肿主要表现为肛周持续性跳痛，局部红肿、触痛，脓肿形成后有波动感。

95.解析：坐骨肛管间隙脓肿表现为患侧持续性胀痛，排便或行走时加重，可有直肠刺激征或排尿困难。直肠指检时患侧有触痛或波动感。穿刺可抽出脓液。

96.解析：肛裂、"前哨痔"、肥大乳头三者同时存在，称为肛裂"三联征"。

97.解析：膀胱结石主要表现包括膀胱刺激征，尿频、尿急和排尿终末疼痛。典型症状为排尿突然中断，并感疼痛。

98.解析：随前列腺不断增大，尿道被压迫的程度加重，患者出现典型症状，即进行性排尿困难。

99~100题解析：小儿腹泻可分为急性腹泻（病程在2周以内）、迁延性腹泻（病程在2周~2个月）和慢性腹泻（病程在2个月以上）。

2024

护理学（师）

单科 一次过

相关专业知识 全真模拟试卷与解析

全真模拟试卷（二）

全国卫生专业技术资格考试研究专家组　编写

中国健康传媒集团

中国医药科技出版社

内 容 提 要

本书根据最新考试大纲要求，通过分析历年考试真题，并在研究命题规律的基础上精心编写而成。供考生进行模拟自测，梳理对知识点的掌握程度，顺利通关考试。本套试卷分为试题和答案及解析两大部分，以便学生自测后核对答案更加方便。试卷中题型、题量及题目难易程度与考试真题保持高度一致，考生根据自己未通过的科目选择相应的试卷即可。

图书在版编目（CIP）数据

护理学（师）单科一次过全真模拟试卷与解析. 相关专业知识 / 全国卫生专业技术资格考试研究专家组编写 . —北京：中国医药科技出版社，2023.9

（护考应急包）

ISBN 978-7-5214-3878-9

Ⅰ.①护… Ⅱ.①全… Ⅲ.①护理学–资格考试–题解 Ⅳ.①R47-44

中国国家版本馆CIP数据核字（2023）第074551号

美术编辑　陈君杞

版式设计　南博文化

出版　**中国健康传媒集团** | 中国医药科技出版社

地址　北京市海淀区文慧园北路甲22号

邮编　100082

电话　发行：010-62227427　邮购：010-62236938

网址　www.cmstp.com

规格　889×1194mm $^1/_{16}$

印张　8

字数　285千字

版次　2023年9月第1版

印次　2023年9月第1次印刷

印刷　北京紫瑞利印刷有限公司

经销　全国各地新华书店

书号　ISBN 978-7-5214-3878-9

定价　**25.00元**

获取新书信息、投稿、为图书纠错，请扫码联系我们。

试题部分

一、以下每一道考题下面都有A、B、C、D、E五个备选答案。请从中选择一个最佳答案，并在答题卡上将相应题号的相应字母所属的方框涂黑。

1. 有关羊水栓塞的处理，**错误**的是
   A. 纠正呼吸循环衰竭
   B. 抗过敏
   C. 抗生素预防感染
   D. 防治凝血功能障碍
   E. 等待自然分娩

2. 肝炎病人眼结膜黄染的原因是
   A. 血中胆固醇增高
   B. 血中二氧化碳增高
   C. 血中氧含量增高
   D. 血中胆红素增高
   E. 红细胞破坏增多

3. 孕妇羊水生化测定，反映胎儿肺成熟度的指标是
   A. 肌酐测定
   B. 胆红素测定
   C. 乳酸脱氢酶测定
   D. 卵磷脂与鞘磷脂的比值
   E. 尿素氮测定

4. 清创术的最好时机是伤后
   A. 6~8小时内
   B. 8~10小时内
   C. 10~12小时内
   D. 24小时内
   E. 48小时内

5. 用于胆道疾病检查的首选方法是
   A. B超
   B. CT
   C. MRI（磁共振）
   D. PTC（经皮肝穿刺胆管造影）
   E. ERCP（逆行胆胰管造影）

6. 治疗重度妊娠高血压疾病，首选的药物是
   A. 异戊巴比妥
   B. 苯巴比妥
   C. 氯丙嗪
   D. 异丙嗪
   E. 硫酸镁

7. 属于ICU基础监护的内容是
   A. 血尿素氮测定
   B. 出凝血时间
   C. 血气分析
   D. 持续心电图、心率、呼吸
   E. 瞳孔大小，对光反射

8. 心搏骤停病人最重要的诊断依据是
   A. 两侧瞳孔不等大
   B. 血压下降
   C. 颈动脉搏动消失
   D. 意识突然丧失
   E. 无呼吸动作

9. 确诊肿瘤最可靠的检查是
   A. 核素扫描
   B. 内镜
   C. 病理
   D. X线
   E. B超

10. 厌氧菌感染伤口换药，应选用
    A. 3%过氧化氢
    B. 优琐溶液
    C. 1∶1000新洁尔灭
    D. 等渗盐水
    E. 5%氯化钠

11. 诊断肺结核的方法中最可靠的是
    A. 胃液分析
    B. 胸部X线片
    C. 结核菌素试验
    D. 红细胞沉降率检查
    E. 痰结核菌检查

12. 控制小儿高热惊厥的首选药物为
    A. 苯巴比妥
    B. 水合氯醛
    C. 苯妥英钠
    D. 地西泮
    E. 氯丙嗪

13. 对肾病综合征有确诊价值的尿液检查结果是
    A. 脓尿
    B. 肉眼血尿

1

C.管型尿

D.24h尿蛋白定量>3.5g

E.镜下血尿

14.对诊断再生障碍性贫血有价值的检查结果是

A.全血细胞减少

B.骨髓增生活跃

C.网织红细胞增多

D.肝、脾、淋巴结肿大

E.出现小细胞低色素性贫血

15.低血容量性休克病人首选补充

A.等渗盐水

B.全血

C.血浆

D.红细胞

E.碱性液

16.吸入性麻醉病人的护理，应特别警惕发生

A.肺膨胀不全

B.肺气肿

C.胸膜渗出

D.支气管扩张

E.咯血

17.Ⅱ度烧伤诊断的主要依据是

A.烧伤的体表范围

B.烧伤表面的外观

C.感觉和运动丧失的程度

D.皮肤损伤的深度

E.烧伤的原因

18.关于器官移植保存方法的描述，**不正确**的是

A.常温下不超过30分钟

B.快速低温灌注

C.无菌保存

D.输注液5℃

E.塑料袋密封保存

19.新生儿缺氧缺血性脑病脑水肿严重时应选用

A.25%葡萄糖

B.10%氯化钠

C.呋塞米

D.地塞米松

E.20%甘露醇

20.难免流产一旦确诊，应采取的正确措施是

A.卧床休息、减少刺激

B.应用危害小的镇静剂

C.清除宫腔内残留组织

D.促使胚胎及胎盘组织完全排出

E.及时进行凝血功能检查

21.幽门梗阻术前用温盐水洗胃的目的是

A.缓解梗阻症状

B.减轻胃壁水肿和炎症

C.纠正营养不良

D.纠正低氯低钾碱中毒

E.纠正脱水

22.下列各类手术，术后易引起尿潴留的是

A.双下肢手术

B.肛门直肠手术

C.胃肠道手术

D.胆道手术

E.肾脏手术

23.治疗中枢神经系统白血病常用的药物是

A.苯丁酸氮芥

B.环磷酰胺

C.甲氨蝶呤

D.长春新碱

E.阿霉素

24.结核菌素试验结果观察的时间是注射后

A.48~72小时

B.24~36小时

C.6~12小时

D.1小时

E.20分钟

25.诊断呼吸衰竭最主要的依据是

A.血气分析

B.排除引起呼吸困难的有关疾病

C.缺氧和二氧化碳潴留的体征

D.呼吸困难的临床症状

E.原发病史

26.中心静脉压正常值是

A.12~15cmH$_2$O

B.6~12cmH$_2$O

C.4~5cmH$_2$O

D.3~4cmH$_2$O

E.2~3cmH$_2$O

27.肺炎链球菌肺炎首选的治疗药物是

A.红霉素

B.安痛定

C.青霉素

D.可待因

E.头孢霉素

28.应立即手术的颅脑损伤是
 A.颅底骨折伴脑脊液漏
 B.蛛网膜下腔出血
 C.硬脑膜外血肿
 D.脑挫裂伤
 E.脑震荡

29.有关鹅口疮的治疗，**错误**的是
 A.局部涂制霉菌素液
 B.加大抗生素剂量
 C.局部涂龙胆紫
 D.积极治疗原发病
 E.2%碳酸氢钠溶液清洗口腔

30.急性心肌梗死最早发生变化的酶是
 A.碱性磷酸酶
 B.转氨酶
 C.淀粉酶
 D.肌酸磷酸激酶
 E.谷丙转氨酶

31.国际上通用的肿瘤"TNM"分期法，其中"N"表示
 A.原发肿瘤
 B.骨转移
 C.肝转移
 D.肺转移
 E.区域淋巴结转移

32.原发性肝癌最有效的治疗方法是
 A.TACD
 B.免疫治疗
 C.放射性治疗
 D.冰冻治疗
 E.手术治疗

33.下列符合Ⅱ呼吸衰竭的是
 A.$PaO_2>60mmHg$，$PaCO_2>50mmHg$
 B.$PaO_2>60mmHg$，$PaCO_2<50mmHg$
 C.$PaO_2<60mmHg$，$PaCO_2<50mmHg$
 D.$PaO_2<60mmHg$，$PaCO_2>50mmHg$
 E.$PaO_2=60mmHg$，$PaCO_2=50mmHg$

34.肺癌早期诊断简单有效的检查方法是
 A.X线检查
 B.痰脱落细胞学检查
 C.纤维支气管镜检查
 D.淋巴结活组织检查
 E.CT检查

35.人类维生素D的主要来源为
 A.蛋黄中的维生素D
 B.牛奶中的维生素D
 C.动物肝脏中的维生素D
 D.植物食品中的维生素D
 E.皮肤中的7-脱氢胆固醇

36.类风湿关节炎急性期时，下列采用的措施中**不妥**的是
 A.给予止痛消炎药
 B.注意活动四肢
 C.关节功能位
 D.按摩
 E.听音乐放松情绪

37.急性呼吸窘迫综合征（ARDS）病人早期的X线表现是
 A.肺纹理增多
 B.肺内网状阴影
 C.肺内斑点状阴影
 D.肺内斑片状阴影
 E.双肺大片致密阴影

38.应立即收治ICU的是
 A.肾挫伤病人
 B.冠心病病人
 C.呼吸衰竭病人
 D.轻度脱水病人
 E.阑尾切除术后病人

39.病毒性心肌炎病人急性期最重要的治疗是
 A.补充营养
 B.绝对卧床休息
 C.静滴大剂量维生素C
 D.静滴复方丹参
 E.抗心律失常治疗

40.病人，女性，30岁。已婚，宫内节育器避孕2年，现停经48天，尿妊娠试验（＋），少量阴道出血3天，突然右下腹部剧烈撕裂样疼痛。检查：血压11/5.3kPa（80/40mmHg），右下腹压痛，反跳痛明显。妇科检查：后穹隆饱满，宫颈举痛（＋），双附件触诊不满意，最可能的诊断是
 A.急性阑尾炎
 B.黄体破裂
 C.先兆流产
 D.输卵管妊娠破裂
 E.卵巢囊肿蒂扭转

41.甲状腺大部切除术后，引起手足抽搐是因为损伤
 A.甲状旁腺
 B.单侧喉返神经
 C.喉上神经外侧支
 D.双侧喉返神经

E.喉上神经内侧支

42.对心室颤动病人进行心肺复苏的首选药物是
　　A.碳酸氢钠
　　B.阿托品
　　C.利多卡因
　　D.异丙肾上腺素
　　E.氯化钙

43.原发免疫性血小板减少症的首选治疗是
　　A.脾切除
　　B.输血小板
　　C.大剂量免疫球蛋白
　　D.糖皮质激素
　　E.免疫抑制剂

44.乳癌引起局部皮肤"橘皮样"变，是因为癌细胞侵犯
　　A.血管
　　B.淋巴管
　　C.乳腺导管
　　D.Cooper韧带
　　E.乳腺小叶

45.治疗充血性心力衰竭药物中，具有改善心肌收缩功能的药物是
　　A.呋塞米（速尿）
　　B.地西泮
　　C.地高辛
　　D.硝普钠
　　E.卡托普利

46.痰液放置后分三层见于
　　A.细菌性肺炎
　　B.慢性支气管炎
　　C.支气管扩张
　　D.浸润型肺结核
　　E.支气管肺癌

47.胆道蛔虫症引起腹部剧痛时，蛔虫常在
　　A.十二指肠
　　B.胰腺管
　　C.胆总管内
　　D.胆囊内
　　E.胆囊管内

48.急性心肌梗死病人特有的心肌酶变化是
　　A.磷酸肌酸激酶
　　B.丙氨酸氨基转移酶
　　C.乳酸脱氢酶
　　D.转肽酶
　　E.胆碱酯酶

49.内囊病变引起的瘫痪表现为
　　A.单瘫
　　B.偏瘫
　　C.截瘫
　　D.四肢瘫
　　E.交叉瘫

50.输卵管妊娠辅助检查，最简单常用的是
　　A.腹腔镜
　　B.宫腔镜
　　C.B超
　　D.CT
　　E.X线

51.颅内压增高的病因**不包括**
　　A.高碳酸血症
　　B.颅内血肿
　　C.颅中窝骨折
　　D.凹陷性骨折
　　E.颅内肿瘤

52.初产妇，33岁，妊娠39周。不规律宫缩3小时。B超检查：胎头双顶径为10cm，该孕妇空腹血糖为8.2mmol/L。该孕妇最适合的分娩方式是
　　A.产钳助产
　　B.胎头吸引
　　C.自然分娩
　　D.剖宫产
　　E.会阴侧切

53.产妇，28岁。胎膜早破，自然分娩后第3天。查体：体温39℃，下腹疼痛，恶露血性、浑浊、有臭味，宫底平脐，宫体压痛。白细胞17×10^9/L，中性粒细胞80%。最主要的处理原则是
　　A.严密观察
　　B.高热护理
　　C.控制感染
　　D.加强营养
　　E.心理护理

54.25岁妇女，已婚，原发性痛经史，1年内不考虑生育，其原发性痛经的治疗用药最好是
　　A.注射麻醉药
　　B.口服前列腺素合成酶抑制剂
　　C.口服避孕药
　　D.口服镇痛药
　　E.口服镇静药

55.病人，男性，32岁。于午饭后突然发热38.3℃，腹痛，随即排便，大便呈脓样，有里急后重，诊断为菌痢。

大便化验结果可用于确诊本病的是

A.鲜血便

B.米泔水样

C.柏油样

D.白细胞>15个/高倍视野

E.红细胞满视野

56.患儿，4岁。诊断为原发型肺结核。服利福平治疗1个月后出现食欲下降，疲乏无力。巩膜稍黄染。此时应

A.加用保肝药物，并改用其他抗结核药物

B.利福平的正常治疗反应，不必处理

C.加用升白细胞药物

D.加用利尿药物

E.输新鲜全血

57.病人，男性，因冠心病需做冠状动脉造影术，进行造影检查前，必须做好

A.血压监测

B.心电图监测

C.造影剂过敏试验

D.抗生素过敏试验

E.凝血试验

58.病人，男性，30岁。左胸肋部撞伤6小时，持续腹痛。B超见腹内有少量积液，腹穿抽到少量不凝固血液。病人可能的诊断是

A.胰腺损伤

B.肾脏损伤

C.空肠破裂

D.脾破裂

E.肝破裂

59.病人，男性，50岁。因机械性肠梗阻入院，出现最早和最主要的病理生理改变是

A.心功能不全

B.呼吸困难

C.体液紊乱

D.中毒

E.感染

60.病人，男性，72岁。既往有排尿困难史多年。受凉感冒后下腹胀痛，不能排尿，直肠指诊前列腺肥大，该病人首要的处理措施是

A.急诊耻骨上膀胱造瘘术

B.急诊前列腺切除术

C.抗感染

D.导尿

E.止痛

61.病人，女性，32岁。糖尿病11年，呼吸深大而快，且

有烂苹果味。化验：尿糖（+++），尿酮（+），血糖12.6mmol/L（226.8mg/dl），血酮增高，初步诊断为

A.右心衰竭

B.慢性肾衰竭

C.酮症酸中毒

D.周围神经病变

E.自主神经病变

62.患儿，女，3个月。腹泻2日，呈黄绿色稀便，有奶瓣和泡沫，为纠正轻度脱水，应选择

A.少量多次饮温开水

B.少量多次给予糖水

C.静脉补充林格液

D.少量多次喂服ORS液

E.静脉补充10%葡萄糖溶液

63.病人，女性，经产妇，39岁。1年来月经量增多，经期持续4~14天。检查：子宫如孕3个月大小，凹凸不平，双附件无异常，血红蛋白90g/L，诊断为子宫肌瘤，恰当的处理为

A.随访观察

B.手术治疗

C.放射治疗

D.中药治疗

E.激素治疗

64.病人，男性，28岁。因突发腹痛、持续加重来院就诊。查体：上腹部腹膜刺激征明显，腹部立位X线平片可见膈下游离气体，初步诊断为

A.急性胰腺炎

B.胆石症

C.胃穿孔

D.肠梗阻

E.阑尾炎穿孔

65.初产妇，剖宫产后第六天顺利出院，护士交代其产后复查的时间是

A.产后2周

B.产后3周

C.产后4周

D.产后5周

E.产后6周

66.病人，女性，停经9周，少量阴道流血3天，无腹痛，子宫符合孕月，宫口未开，B超检查：宫内妊娠，可见胎心搏动，入院后主要的治疗原则是

A.保胎治疗

B.尽快清宫

C.止血补血

D.间断吸氧

E.预防感染

67.病人，女性，65岁。阴道分泌物增多伴出血3个月，经宫颈病理等检查临床诊断为宫颈鳞状细胞癌Ia期，应行
A.全身化学治疗
B.手术治疗
C.宫颈物理治疗
D.宫颈局部用药
E.肿瘤细胞减灭术

68.双胎妊娠在分娩期，第一个胎儿娩出后，由于子宫突然缩小，容易发生
A.前置胎盘
B.胎盘早剥
C.胎膜早破
D.胎儿畸形
E.产程缩短

69.病人，男性，34岁。腰麻下行阑尾切除术，术后发生尿潴留，其主要原因是
A.手术部位疼痛
B.不习惯病室排尿
C.不习惯卧床排尿
D.精神紧张
E.麻醉反应

70.病人，男性，50岁。在田间劳动时不慎敌百虫农药中毒，立即被送急诊。抢救时**禁用**的措施为
A.清水洗胃
B.2%碳酸氢钠洗胃
C.1:5000高锰酸钾洗胃
D.1%盐水洗胃
E.硫酸钠导泻

71.患儿，4岁。高热8小时、呕吐4次、惊厥2次于8月中旬入院。查体：T40℃，BP46/18mmHg，昏睡，皮肤呈花纹状，四肢厥冷，面色苍白，腮腺不大，心肺腹检查未见异常，腱反射亢进，为明确诊断，最有意义的检查是
A.血涂片找疟原虫
B.大便常规及培养
C.血常规及培养
D.血气分析
E.脑脊液检查

72.病人，女性，40岁。因严重感染入院。查体：T39.5℃、P90次/分、R25次/分、BP116/80mmHg，血气分析：$PaO_2$55mmHg、$PaCO_2$30mmHg，首先考虑为
A.急性心力衰竭

B.急性肝衰竭
C.弥散性血管内凝血
D.急性呼吸窘迫综合征
E.急性肾衰竭

73.病人，女性，30岁。35周妊娠，有心脏病史，日常活动即感到胸闷、憋气。该孕妇的治疗措施**不正确**的是
A.产后回乳
B.产后应用广谱抗生素2周
C.宜剖宫产结束妊娠
D.卧床休息
E.严密监护

二、以下提供若干个案例，每个案例下设若干道考题，请根据所提供的信息，在每一道考题下面的A、B、C、D、E五个备选答案中选择一个最佳答案，并在答题卡上将相应题号的相应字母所属的方框涂黑。

（74~76题共用题干）
病人，男性，25岁。反复发作性上腹痛5年。午饭后突然剧烈腹痛，迅速遍及全腹。查体：腹肌紧张，压痛，反跳痛，肝浊音界缩小。

74.下列护理措施中，**错误**的是
A.禁止口服导泻药物
B.禁止导尿
C.禁止灌肠
D.禁止使用麻醉止痛剂
E.禁食

75.最可能的诊断是
A.慢性胆囊炎急性发作
B.十二指肠球部溃疡穿孔
C.急性胃肠炎
D.慢性胃肠炎
E.慢性阑尾炎急性发作

76.处理措施中，**错误**的是
A.口服中药
B.补液
C.抗感染
D.胃肠减压
E.解痉止痛

（77~78题共用题干）
病人，男性，45岁。上腹胀痛5年，常在空腹或饥饿时发生，进食后缓解，近3天出现黑便。查体：上腹稍偏右有明显压痛。

77.为明确诊断应选择
A.幽门螺杆菌检查
B.心电图检查
C.X线检查

D.胃镜检查

E.胃液分析

78.抑酸作用最强的药物是

  A.枸橼酸铋钾

  B.氨苄西林

  C.氯氧化铝

  D.奥美拉唑

  E.西咪替丁

（79~81题共用题干）

患儿，女，14岁。近半月出现全身水肿，血压110/70mmHg。检查尿蛋白（+++），透明管型2~3个/HP，血红蛋白110g/L，24小时尿蛋白>3.5g。

79.最可能的诊断是

  A.肾病综合征

  B.肾盂肾炎

  C.慢性肾炎

  D.慢性肾衰

  E.急性肾炎

80.为明确病变类型，应进行的辅助检查为

  A.肾B超检查

  B.肾活检病理检查

  C.肾功能检查

  D.血液检查

  E.尿液检查

81.应用泼尼松和环磷酰胺治疗后，尿蛋白仍为（+++），水肿无减轻。最好采用

  A.加用吲哚美辛（消炎痛）

  B.加用环孢素A

  C.输入血浆或低分子右旋糖酐

  D.换用地塞米松

  E.加大泼尼松（强的松）剂量

（82~85题共用题干）

患儿，男，8个月。发热、咳嗽及呼吸困难4天，呈弛张热。查体：精神萎靡，皮肤可见荨麻疹样皮疹，白细胞明显升高，有核左移，胸片呈现多发性小脓肿样阴影。

82.该患儿最可能的疾病是

  A.呼吸道合胞病毒肺炎

  B.支原体肺炎

  C.真菌性肺炎

  D.金黄色葡萄球菌肺炎

  E.腺病毒肺炎

83.该患儿出现了呼吸困难加重，烦躁不安，高热，面色青灰，左肺叩诊实音，可能发生了

  A.脓胸

  B.肺脓肿

  C.肺水肿

  D.脑水肿

  E.中毒性脑病

84.抗感染首选

  A.制霉菌素

  B.新青霉素Ⅱ

  C.病毒唑

  D.利巴韦林

  E.甲硝唑

85.3天后，患儿呼吸困难突然加重，明显烦躁不安，面色青紫，呼吸60次/分，左上肺叩诊鼓音，听诊呼吸音减弱，最可能出现的并发症是

  A.渗出性胸膜炎

  B.肺实变

  C.力衰竭

  D.脓气胸

  E.脓胸

三、以下提供若干组考题，每组考题共用A、B、C、D、E五个备选答案。请从中选择一个与问题关系最密切的答案，并在答题卡上将相应题号的相应字母所属的方框涂黑。某个备选答案可能被选择一次、多次或不被选择。

（86~87题共用备选答案）

  A.蛋白质

  B.钙剂

  C.铁剂

  D.叶酸

  E.钾盐

86.小儿营养性缺铁性贫血应主要补充

87.小儿营养性巨幼细胞贫血应主要补充

（88~89题共用备选答案）

  A.女性激素测定

  B.基础体温测定

  C.黄体酮实验

  D.妊娠试验

  E.B超检查

88.诊断早期妊娠快速、准确的方法是

89.测定有无排卵简单易行的方法是

（90~92题共用备选答案）

  A.松软腹

  B.柔韧感腹

  C.舟状腹

  D.蛙状腹

  E.板状腹

90.结核性腹膜炎是

91.急性胃穿孔是

92.恶病质者是

（93~94题共用备选答案）

    A.绝对卧床休息

    B.硬脊膜外封闭

    C.推拿按摩

    D.持续牵引

    E.手术治疗

93.脊髓型颈椎病的治疗禁忌

94.马尾神经受压的中央型腰椎间盘突出症的治疗是

（95~96题共用备选答案）

    A.氢氯噻嗪

    B.阿普洛尔

    C.硝苯地平

    D.卡托普利

    E.哌唑嗪

95.长期服用可引起胫前水肿的药物是

96.高血压伴哮喘时禁用的降压药物是

（97~98题共用备选答案）

    A.射频消融术

    B.起搏器临时起搏

    C.体外反搏术

    D.非同步直流电复律

    E.同步直流电复律

97.急性心肌梗死时发生室颤应尽快应用

98.急性心肌梗死时发生三度房室传导阻滞宜用

（99~100题共用备选答案）

    A.球蛋白降低

    B.清蛋白降低

    C.清蛋白增高

    D.血糖降低

    E.血糖升高

99.肝硬化病人血生化检查可出现

100.出血坏死型胰腺炎病人血生化检查可出现

答案与解析

序号	1	2	3	4	5	6	7	8	9	10
答案	E	D	D	A	A	E	D	C	C	A
序号	11	12	13	14	15	16	17	18	19	20
答案	E	D	D	A	A	A	D	D	E	D
序号	21	22	23	24	25	26	27	28	29	30
答案	B	B	C	A	A	B	C	B	B	D
序号	31	32	33	34	35	36	37	38	39	40
答案	E	E	D	B	E	B	A	C	B	D
序号	41	42	43	44	45	46	47	48	49	50
答案	A	C	D	B	C	C	C	A	B	C
序号	51	52	53	54	55	56	57	58	59	60
答案	C	D	C	C	D	A	C	D	C	D
序号	61	62	63	64	65	66	67	68	69	70
答案	C	D	B	C	B	A	B	B	E	B
序号	71	72	73	74	75	76	77	78	79	80
答案	B	D	C	B	D	B	E	D	A	B
序号	81	82	83	84	85	86	87	88	89	90
答案	B	D	B	B	D	C	D	E	B	B
序号	91	92	93	94	95	96	97	98	99	100
答案	E	C	C	E	C	B	D	B	B	E

1.解析：若第一产程发生羊水栓塞应立即剖宫产终止妊娠，若第二产程发生羊水栓塞，应阴道助产结束分娩。

2.解析：肝脏疾病使部分肝细胞发生变性、坏死。一方面间接胆红素转化为直接胆红素的能力减弱，在血液中间接胆红素增多；另一方面，肝脏疾病损伤毛细胆管，已转化的直接胆红素无法沿胆管排出，故血液中也出现直接胆红素增多，致皮肤、眼结膜黄染，尿色加深。

3.解析：反映胎儿肺成熟度的指标是羊水中卵磷脂与鞘磷脂的比值（L/S）。

4.解析：伤后6~8小时内，伤口内的病原微生物还未大量生长繁殖，伤口是污染伤口，一旦超过6~8小时，伤口内的病原微生物可大量生长繁殖，产生毒素，引起感染。故清创术的最好时机是伤后6~8小时内。

5.解析：B型超声检查是胆道疾病的首选检查方法。

6.解析：治疗重度妊娠高血压疾病首选硫酸镁，因为镁离子可抑制运动神经末梢释放乙酰胆碱，阻断神经肌肉接头间的信息传导，使骨骼肌松弛。

7.解析：凡是住在ICU病房的病人需持续监测心电图、心率、呼吸频率。

8.解析：心搏骤停的诊断依据是意识丧失和大动脉（颈动脉）搏动消失。

9.解析：取活体组织做病理学检查是确诊肿瘤最可靠的检查方法。

10.解析：厌氧菌感染伤口换药时，应选用3%的过氧化氢溶液。

11.解析：痰结核菌检查找到结核菌是诊断肺结核最可靠的方法。

12.解析：地西泮是控制小儿高热惊厥的首选药物。

13.解析：肾病综合征的临床特点：三高一低，即大量蛋白尿（>3.5g/d）、水肿，高脂血症，血浆蛋白低（<30g/L），有确诊价值的尿液检查结果24h尿蛋白定量>3.5g。

14.解析：再生障碍性贫血病人因造血干细胞受到抑制，全血细胞减少。

15.解析：低血容量休克的治疗首要措施是迅速补充血容量，应该先输入大量的晶体液（等渗盐水或平衡盐）迅速恢复血容量，然后再输入胶体液或血制品。

16.解析：吸入性麻醉病人应特别警惕发生肺膨胀不全造成机体缺氧。

17.解析：根据烧伤损伤皮肤深度的不同，可粗略将烧伤分成Ⅰ度，Ⅱ度，Ⅲ度烧伤。

18.解析：目前：器官移植的处理和保存方法是采用特制的器官灌洗液（0℃~4℃）快速灌洗，然后保存于2℃~4℃的保存液中直至移植。

19.解析：为新生儿缺血缺氧性脑病患儿治疗脑水肿首选呋塞米静脉推注，严重者使用20%甘露醇。

20.解析：难免流产一旦确诊，应尽早使胚胎及胎盘组织完全排出，避免引起流产后感染。

21.解析：幽门梗阻病人手术前3天用温盐水洗胃主要是为了减轻胃壁水肿和炎症，避免术后发生吻合口瘘。

22.解析：尿潴留是肛门直肠手术术后的常见并发症，男性多于女性，其中以老年男性的发生率最高。

23.解析：中枢神经系统白血病的病人，由于化疗药难于通过血—脑脊液屏障。常选用的化疗药物为甲氨蝶呤。

24.解析：结核菌素试验结果观察的时间是注射后48~72小时。

25.解析：呼吸衰竭主要是根据血气分析结果进行诊断和分类：Ⅰ型呼衰：仅有$PaO_2<60mmHg$，$PaCO_2$降低或正常；Ⅱ型呼衰：$PaO_2<60mmHg$和动脉血$PaCO_2>50mmHg$。

26.解析：中心静脉压正常值是$6~12cmH_2O$，低于$5cmH_2O$表示血容量不足，高于$15cmH_2O$表示右心功能不全。

27.解析：青霉素是治疗肺炎链球菌肺炎的首选药物。

28.解析：颅脑血肿可分为硬脑膜外血肿、硬脑膜下血肿、颅内血肿，一经确诊，应立即手术清除血肿。

29.解析：鹅口疮为白色念珠菌感染所致，多见于长期应用广谱抗生素或激素的患儿，加大抗生素剂量会加重鹅口疮病情。

30.解析：急性心肌梗死最早发生变化的酶是肌酸磷酸激酶，在起病4小时升高，16~24小时达高峰。

31.解析：国际抗癌联盟组织提出肿瘤的TNM分期法，T代表原发肿瘤，N代表淋巴结，M为远处转移。

32.解析：治疗原发性肝癌最好方法是手术切除。

33.解析：呼吸衰竭的诊断主要依靠血气分析的结果，Ⅱ呼吸衰竭是指$PaO_2<60mmHg$且$PaCO_2>50mmHg$。

34.解析：痰脱落细胞学检查找到癌细胞是早期诊断肺癌简单有效的方法。

35.解析：人类维生素D的主要来源是：紫外线照射皮肤产生的7-脱氢胆固醇。

36.解析：类风湿关节炎急性期时病人以卧床休息为主。

37.解析：急性呼吸窘迫综合征早期肺部体征无异常发现或可听到吸气时细小的湿啰音，X胸片显示肺叶清晰，或仅有纹理增多。

38.解析：ICU主要的收治对象：①严重创伤、大手术后及必须对生命体征指标进行连续严密监测和支持者；②需要心肺脑复苏者；③某个脏器（包括心、脑、肺、肝、肾）功能衰竭或多脏器衰竭者；④重症休克、败血症及中毒病人；⑤器官移植前后需监护和加强治疗者。

39.解析：病毒性心肌炎最重要的治疗是减轻心脏负担，改善心肌代谢和心功能，因此，急性期应绝对卧床休息。

40.解析：根据病人有停经史，尿妊娠试验阳性，可诊断为妊娠。病人阴道出血，右下腹剧烈撕裂样疼痛，出现休克，查体后穹窿饱满，宫颈举痛，符合输卵管妊娠破裂出血。

41.解析：手足抽搐因甲状腺旁腺误切，血钙降低引起，临床症状多在2~3天出现。

42.解析：利多卡因是抗心律失常的首选药物，能抑制心室的异位激动，有治疗室颤的作用。

43.解析：糖皮质激素是治疗原发免疫性血小板减少症的首选药物。

44.解析：橘皮样变是由于乳房皮下淋巴管被肿瘤细胞堵塞，引起淋巴回流障碍，真皮水肿所致。

45.解析：对于充血性心力衰竭，洋地黄类药物是目前最主要的加强心肌收缩力的药物。

46.解析：痰液放置后分为3层常见于支气管扩张和肺脓肿。

47.解析：蛔虫进入胆总管引起Oddi括约肌痉挛而导致腹部剧烈疼痛。

48.解析：血清心肌酶谱中磷酸肌酸激酶的同工酶（CK-MB）诊断急性心肌梗死的特异性最高。

49.解析：偏瘫表现为一侧面部和肢体瘫痪，常见于一侧大脑半球病变，如脑梗死，内囊病变等。

50.解析：B超已成为诊断输卵管妊娠最简单常用的重要方法之一。

51.解析：颅中窝骨折会引起脑脊液漏，不会引起颅内压增高。

52.解析：胎头双顶径正常值为8.5cm，该胎儿为10cm，考虑为巨大儿，同时产妇空腹血糖高，考虑为妊娠合并糖尿病，因此应选择剖宫产结束分娩。

53.解析：产妇产后出现腹痛，恶露血性、浑浊。有臭味，宫底平脐，宫体压痛，考虑发生子宫内膜炎，因此首要的处理原则是控制感染。

54.解析：病人原发性痛经，近1年内不考虑生育，治疗痛经可选择避孕药。

55.解析：细菌性痢疾患者粪便镜检时，可见白细胞（≥15个/高倍视野）、脓细胞和少量红细胞。

56.解析：利福平有损害耳神经和肝功能的副作用。患儿出现了肝损害症状，应服用保肝药物。

57.解析：冠状动脉造影术常使用的造影剂是泛影葡胺，属于碘造影剂，使用之前应做碘过敏试验。

58.解析：病人左侧季肋撞伤，腹腔穿刺抽出不凝血，应考虑脾破裂。

59.解析：机械性肠梗阻会出现脱水，血液浓缩、血红蛋白值及细胞比容升高，尿比重增高，造成体液紊乱。

60.解析：病人由于前列腺肥大导致了急性尿潴留，现在首要的处理措施是导尿放出尿液，减轻病人的痛苦。

61.解析：病人有糖尿病史，现出现深大而快的呼吸，且有烂苹果味，尿酮（+），血酮增高，考虑为糖尿病酮症酸中毒。

62.解析：ORS液适用于轻中度脱水患儿的治疗。

63.解析：经产妇，39岁，子宫如孕3个月大小，临床症状明显，应考虑手术切除子宫肌瘤。

64.解析：膈下游离气体是消化道穿孔的一个特征性征象，病人上腹部出现腹膜刺激征，考虑为胃穿孔。

65.解析：剖宫产后复查的时间一般为产后42天左右，即产后6周。主要目的是了解产妇产后恢复情况，包括身体和情绪两方面。

66.解析：上述病人停经9周，少量阴道流血3天，无腹痛，子宫符合孕月，宫口未开，考虑为先兆流产。针对先兆流产的产妇，应避免刺激，采取保胎治疗。

67.解析：对于早期宫颈癌的病人可以选择手术根治。

68.解析：第一个胎儿娩出后，宫腔容积突然缩小，致使胎盘附着面也随之缩小，胎盘发生早剥。

69.解析：蛛网膜下腔阻滞麻醉术后由于麻醉反应未消失，病人可发生尿潴留。

70.解析：敌百虫农药中毒时，禁忌使用2%碳酸氢钠洗胃，以免被氧化成毒性更强的敌敌畏。

71.解析：根据患儿高热、呕吐、血压偏低、皮肤花纹状，应怀疑是中毒型细菌性痢疾休克。为明确诊断应做大便培养。

72.解析：严重感染的病人出现低氧血症（PaO_2 55mmHg），考虑为急性呼吸窘迫综合征。

73.解析：病人妊娠合并心脏病日常活动即可出现胸闷等，心功能Ⅱ级，孕妇宫颈条件良好的话，可在严密监护下经阴道分娩。

74.解析：对急腹症应实施四禁：禁进食，禁灌肠，禁用腹泻药，禁用解痉止痛药。

75.解析：根据题干信息应考虑病人发生了胃肠道穿孔性疾病。

76.解析：急腹症的病人禁止使用解痉止痛药减轻疼痛，以免掩盖病情。

77.解析：病人有"疼痛-进食-缓解"的上腹痛病史，应考虑为十二指肠溃疡。胃镜和胃黏膜组织活检是确诊消化性溃疡的首选检查方法。

78.解析：降低胃酸的药物有H_2受体拮抗剂（西咪替丁、雷尼替丁、法莫替丁等）和质子泵抑制剂（奥美拉唑、兰索拉唑等），其中质子泵抑制剂抑制胃酸分泌的作用更强。

79.解析：患儿全身水肿，出现大量蛋白尿〔尿蛋白（+++），24小时尿蛋白>3.5g〕，考虑为肾病综合征。

80.解析：肾活检病理检查可明确病变类型。

81.解析：肾病综合征应用泼尼松和环磷酰胺治疗后，尿蛋白仍为（+++），水肿无减轻，可加用环孢素A。

82.解析：患儿发热、咳嗽及呼吸困难4天，白细胞明显升高，胸片呈现多发性小脓肿样阴影，考虑为葡萄球菌引起的肺部化脓性感染。

83.解析：患儿出现了呼吸困难加重，烦躁不安，高热，面色青灰，左肺叩诊实音，考虑肺炎并发了肺脓肿。

84.解析：新青霉素Ⅱ是半合成的异恶唑类抗葡萄球菌青霉素。

85.解析：肺炎患儿呼吸困难突然加重，明显烦躁不安，面色青紫，呼吸60次/分，左上肺叩诊鼓音，听诊呼吸音减弱，考虑肺炎并发了脓气胸。

86.解析：小儿营养性缺铁性贫血首选铁剂进行治疗。

87.解析：小儿营养性巨幼细胞贫血应补充叶酸和维生素B_{12}。

88.解析：B超是诊断早期妊娠快速、准确的方法。

89.解析：基础体温测定是判断有无排卵的简单可行的方法。

90.解析：结核性腹膜炎病人腹部触诊柔韧感。

91.解析：急性胃穿孔病人腹部触诊板状感。

92.解析：恶病质病人会出现极度消瘦，舟状腹。

93.解析：脊髓型颈椎病的治疗禁忌推拿按摩。

94.解析：马尾神经受压的中央型腰椎间盘突出症可行腰椎间盘突出物摘除术。

95.解析：长期服用硝苯地平可引起胫前、踝部水肿，与利尿剂合用可减轻或消除水肿症状。

96.解析：高血压伴哮喘病人禁用阿普洛尔，避免诱发哮喘。

97.解析：急性心肌梗死时发生室颤应尽快使用非同步直流电复律。

98.解析：急性心肌梗死时发生三度房室传导阻滞时应安装起搏器临时起搏。

99.解析：肝硬化的病人由于肝功能减退，蛋白质合成减少，血生化检查可见清蛋白降低。

100.解析：出血坏死型胰腺炎病人血生化检查可出现血糖升高。

2024

护理学（师）

单科 一次过

相关专业知识 全真模拟试卷与解析

全真模拟试卷（三）

全国卫生专业技术资格考试研究专家组 编写

中国健康传媒集团

中国医药科技出版社

内 容 提 要

本书根据最新考试大纲要求，通过分析历年考试真题，并在研究命题规律的基础上精心编写而成。供考生进行模拟自测，梳理对知识点的掌握程度，顺利通关考试。本套试卷分为试题和答案及解析两大部分，以便学生自测后核对答案更加方便。试卷中题型、题量及题目难易程度与考试真题保持高度一致，考生根据自己未通过的科目选择相应的试卷即可。

图书在版编目（CIP）数据

护理学（师）单科一次过全真模拟试卷与解析. 相关专业知识 / 全国卫生专业技术资格考试研究专家组编写. —北京：中国医药科技出版社，2023.9

（护考应急包）

ISBN 978-7-5214-3878-9

Ⅰ. ①护… Ⅱ. ①全… Ⅲ. ①护理学–资格考试–题解 Ⅳ. ①R47–44

中国国家版本馆CIP数据核字（2023）第074551号

美术编辑 陈君杞

版式设计 南博文化

出版 **中国健康传媒集团** | 中国医药科技出版社

地址 北京市海淀区文慧园北路甲22号

邮编 100082

电话 发行：010-62227427 邮购：010-62236938

网址 www.cmstp.com

规格 889×1194mm $\frac{1}{16}$

印张 8

字数 285千字

版次 2023年9月第1版

印次 2023年9月第1次印刷

印刷 北京紫瑞利印刷有限公司

经销 全国各地新华书店

书号 ISBN 978-7-5214-3878-9

定价 **25.00 元**

获取新书信息、投稿、为图书纠错，请扫码联系我们。

试题部分

一、以下每一道考题下面有A、B、C、D、E五个备选答案。请从中选择一个最佳答案，并在答题卡上将相应题号的相应字母所属方框涂黑。

1. 治疗慢性再生障碍性贫血的首选药物是
   A.雌激素
   B.雄激素
   C.造血因子
   D.免疫抑制剂
   E.糖皮质激素

2. 意识全部丧失，所有反射均消失的状态称为
   A.深昏迷
   B.浅昏迷
   C.意识模糊
   D.昏睡
   E.嗜睡

3. 肝炎病人眼结膜黄染的原因是
   A.红细胞破坏增多
   B.血中胆红素增高
   C.血中氧含量增高
   D.血中二氧化碳增高
   E.血中胆固醇增高

4. 有关老年高血压病人的用药，正确的是
   A.可自行调整剂量
   B.间断用药
   C.降压宜快
   D.可联合用药
   E.大剂量开始

5. 对肝硬化具有确诊价值的检查是
   A.血生化检查
   B.肝穿刺活检
   C.免疫学检查
   D.肝功能检查
   E.X线检查

6. 诊断糖尿病的标准是空腹血糖值不低于
   A.9.0mmol/L
   B.8.0mmol/L
   C.7.0mmol/L
   D.6.0mmol/L
   E.5.0mmol/L

7. 皮肤出现蜘蛛痣见于
   A.肾盂肾炎
   B.严重肝硬化
   C.缺铁性贫血
   D.再生障碍性贫血
   E.肺炎

8. 决定心脏病病人是否妊娠，最重要的依据是
   A.治疗情况
   B.心功能分级
   C.心脏病的种类
   D.家族史
   E.生育史

9. 自我监测胎儿安危最适宜的方法是
   A.自测宫高和腹围
   B.胎心电子监护
   C.尿雌三醇测定
   D.胎动计数
   E.定期查尿妊娠试验

10. 心脏骤停病人最重要的诊断依据是
    A.两侧瞳孔不等大
    B.血压下降
    C.颈动脉搏动消失
    D.意识突然丧失
    E.无意识动作

11. 病人，女性，60岁子宫脱垂Ⅰ度轻型，下列治疗原则正确的是
    A.加强运动
    B.手术治疗
    C.放射治疗
    D.使用子宫托
    E.增强腹压

12. 可能与原发性癫痫有关的是
    A.遗传
    B.外伤
    C.脑部肿瘤
    D.脑血管病
    E.尿毒症

13. 女性，27岁，已婚，既往月经规律，因月经过多10天而就诊，要求明确是否怀孕，对确诊帮助最大的检

查是
A.超声多普勒
B.免疫法测定hCG
C.测宫底高度
D.测孕激素
E.宫颈粘连涂片镜检

14.应用TAT治疗破伤风的机制是
A.杀灭破伤风杆菌
B.解痉
C.中和游离毒素
D.提高人类免疫力
E.消除毒素来源

15.病人，女性，40岁，因严重感染入院。T 39.5℃，P 90次/分，BP 116/80mmHg；血气分析PaO_2 55mmHg，$PaCO_2$ 30mmHg，首先考虑为
A.急性肾衰竭
B.急性呼吸窘迫综合征
C.弥散性血管内凝血
D.急性肝衰竭
E.急性心力衰竭

16.病人，女性，35岁。右上腹阵发性绞痛伴恶心呕吐，Murphy征阳性，进一步检查首选
A.腹部CT
B.腹部B超
C.腹部MRI
D.腹部X线平片
E.经皮肝穿刺造影

17.病人，女性，经产妇女，39岁，一年多月经量增多，经期持续4~14天，检查，子宫如3个月大小，凹凸不平，双附件无异常，血红蛋白90g/dl，诊断为子宫肌瘤，恰当的处理为
A.随访观察
B.手术治疗
C.放射治疗
D.中药治疗
E.激素治疗

18.产妇发生产褥感染时，应采取的最佳体位是
A.平卧位
B.半坐位
C.侧卧位
D.截石位
E.头低脚高位

19.少尿是指24小时尿量少于
A.100ml

B.200ml
C.300ml
D.400ml
E.500ml

20.成人结核最常见的类型是
A.原发性肺结核
B.血行播散型肺结核
C.继发性肺结核
D.结核性胸膜炎
E.肺外结核

21.对小肠破裂病人应采取的治疗措施是
A.胃肠减压
B.应用广谱抗生素
C.积极补充血容量
D.休息与镇痛
E.立即手术治疗

22.关于股疝，不正确的是
A.多见于40岁以下的妇女
B.疝环为股管的上口
C.容易发生嵌顿和绞窄
D.非手术治疗即可
E.包块位置在趾骨结节下外腹股沟韧带下方

23.过敏性癜痫首发症状是
A.皮肤紫癜
B.关节炎
C.腹痛
D.血尿
E.蛋白尿

24.妊娠期合并病毒性肝炎的辅助检查**不包括**
A.肝功检查
B.肝炎病毒检测
C.凝血功能检查
D.胎盘检查
E.血hCG检查

25.协助拍背的手法是
A.五指握拳，用力叩打
B.五指并拢，稍向内合拳，由上向下，由外到内地轻拍背部
C.五指并拢，稍向内合拳，由下向上，由外到内地轻拍背部
D.五指并拢，稍向内合拳，由下向上，由内到外地轻拍背部
E.五指并拢，稍向内合拳，由上向下，由内到外地轻拍背部

26.颅内压增高明显时应避免
    A.CT检查
    B.MRI检查
    C.腰椎穿刺
    D.脑血管造影
    E.颅脑多普勒检查

27.长期高血压易导致脏器出现相关并发症，常累及的脏器是
    A.心、脑、肾
    B.心、肺、肾
    C.心、肝、肾
    D.肝、肾、肺
    E.肝、肾、脑

28.确诊中毒型细菌性痢疾最有价值的检查是
    A.粪便检查
    B.血白细胞计数
    C.粪便细菌培养
    D.咽拭子细菌培养
    E.血清特异性抗体检查

29.血清总胆固醇增高见于
    A.肺心病
    B.风心病
    C.冠心病
    D.心肌炎
    E.心包炎

30.有机磷农药中毒的诊断**不包括**
    A.特殊大蒜气味
    B.典型症状与特征
    C.胃肠道钡餐检查
    D.有机磷农药接触史
    E.全血胆碱酯酶活力测定

31.急性感染性多发性神经根神经炎病人脑脊液的典型改变是
    A.蛋白-细胞分离
    B.糖明显增多
    C.氯化物减少
    D.均匀血性
    E.压力增高

32.对胃酸抑制作用最强的是
    A.枸橼酸铋钾
    B.西咪替丁
    C.氢氧化铝
    D.奥美拉唑
    E.硫糖铝

33.肝脾破裂出血导致低血容量性休克，遵医嘱应快速输入
    A.晶体胶体液
    B.强心剂
    C.镇静剂
    D.利尿剂
    E.营养液

34.最严重的心律失常是
    A.室性三联律
    B.心室颤动
    C.心房颤动
    D.室性二联律
    E.窦性心律失常

35.子宫肌瘤小，无症状或已接近绝经期的病人应
    A.全子宫及双附件切除术
    B.化疗
    C.放疗
    D.全子宫切除术
    E.随访观察

36.小儿肥胖病主要的治疗手段是
    A.多吃饱腹感明显的食物
    B.解除患儿的心理负担
    C.控制饮食，进行有效的运动
    D.培养良好的饮食习惯
    E.不控制食物总量的摄入

37.下列**不属于**营养疗法适应证的是
    A.可能发生高分解代谢的应激状态病人
    B.已确诊为营养不良
    C.连续7日以上不能正常进食者
    D.血清清蛋白<20g/L
    E.近期体重下降超过正常体重的10%

38.为避免手术后乳腺癌复发，应指导病人避免妊娠的期限是
    A.5年
    B.4年
    C.3年
    D.2年
    E.1年

39.前列腺增生病人最重要的症状是
    A.尿路刺激征
    B.血尿
    C.尿潴留
    D.排尿困难
    E.尿频

40. 冠心病外科治疗必须进行的辅助检查是
    A. 选择性冠状动脉造影
    B. 心脏彩色B超
    C. 心导管检查
    D. 心血管造影
    E. 心脏CT

41. 心力衰竭病人长期服用噻嗪类利尿剂最易出现的是
    A. 低血钙
    B. 低血糖
    C. 高尿酸
    D. 低血钾
    E. 高血镁

42. 通常对开放损伤进行清创，**不宜**晚于
    A. 立即进行
    B. 伤后3~5小时
    C. 伤后6~8小时
    D. 伤后12小时
    E. 伤后24小时

43. 吸气性呼吸困难见于
    A. 气胸
    B. 肺气肿
    C. 气管异物
    D. 胸腔积液
    E. 支气管哮喘

44. 乳腺癌淋巴转移最常见的部位是
    A. 腋窝
    B. 锁骨下
    C. 锁骨上
    D. 胸骨旁
    E. 肝脏部位

45. 口服甲氨蝶呤片治疗类风湿关节炎病人通常服药的频次是
    A. 每日一次
    B. 每日两次
    C. 每日三次
    D. 隔日一次
    E. 每周一次

46. 由于盆腔内邻近器官炎症经过直接蔓延导致盆腔炎的病原体主要是
    A. 淋病奈瑟菌
    B. 沙眼衣原体
    C. 梅毒螺旋体
    D. 大肠埃希菌
    E. 结核杆菌

47. 大隐静脉曲张术后早期活动的主要目的是防止
    A. 患肢淤血
    B. 患肢僵直
    C. 术后复发
    D. 血栓形成
    E. 血管痉挛

48. 病人，女性，29岁。患支气管扩张10年。咳嗽，咳脓性痰，痰量为50ml/d。下列处理**不正确**的是
    A. 体位引流
    B. 加强营养
    C. 长期应用抗生素
    D. 给予祛痰剂
    E. 给予**雾化吸入**

49. 骨与关节结核的主要感染途径是
    A. 血液传播
    B. 淋巴传播
    C. 接触感染
    D. 呼吸道传播
    E. 邻近结缔组织蔓延

50. 2型糖尿病病人最主要的死因是
    A. 糖尿病足
    B. 肾脏病变
    C. 心脑血管病变
    D. 糖尿病视网膜病变
    E. 神经病变

51. 做冠状动脉造影术检查前，必须做好
    A. 凝血试验
    B. 抗生素过敏试验
    C. 造影剂过敏试验
    D. 心电图监测
    E. 血压监测

52. 问诊时避免使用的语言为
    A. 里急后重
    B. 大便带血
    C. 咳嗽
    D. 头痛
    E. 心慌

53. 肾脏损伤病人进行非手术治疗后，下列护理措施**不正确**的是
    A. 严密监测生命体征
    B. 严密观察血尿变化
    C. 止痛、止血
    D. 尽早下床活动
    E. 应用抗生素

54. 病人，女性，50岁。频繁呕吐多日，不能进食，出现脱水、低血钾，补液时家属心急，私自将补液速度加快，发生了高血钾，此时治疗应选用
    A. 硫酸镁
    B. 氯化铵
    C. 2%碳酸氢钠
    D. 乳酸钠
    E. 葡萄糖酸钙

55. 可能引起脑性瘫痪母体方面的因素**不包括**
    A. 高血压
    B. 糖尿病
    C. 腹部外伤
    D. 接触放射线
    E. 核黄疸

56. 能对肾功能进行监测的是
    A. 血尿素氮
    B. 黄疸指数
    C. 中心静脉压
    D. 凝血酶原时间
    E. 3P试验

57. 治疗梅毒的首选药物是
    A. 阿奇霉素
    B. 红霉素
    C. 青霉素
    D. 万古霉素
    E. 克林霉素

58. 诊断早期胃癌最可靠的辅助检查是
    A. 超声胃镜检查
    B. 纤维胃镜检查
    C. 四环素荧光试验
    D. 胃脱落细胞检查
    E. X线气钡双重造影检查

59. 因子宫收缩乏力引起的产后出血，首选的止血措施是
    A. 按摩子宫
    B. 给予止血药
    C. 子宫次全切
    D. 结扎盆腔血管止血
    E. 无菌纱布条填塞宫腔

60. 病人，男性，42岁。排尿时常出现中断，变换体位后方可继续排尿，同时伴有膀胱刺激症状及终末血尿，应考虑为
    A. 尿道结石
    B. 肾结石
    C. 输尿管结石
    D. 膀胱结石

E. 膀胱肿瘤

61. 重度肥胖是指体重超过同性别、同身高参照人群均值的
    A. 10%
    B. 20%
    C. 30%
    D. 40%
    E. 50%

62. 属于一线抗结核药物的是
    A. 氨硫脲
    B. 吡嗪酰胺
    C. 卡那霉素
    D. 莫西沙星
    E. 对氨基水杨酸钠

63. 病人，男性，28岁。车祸伤后1小时，当时昏迷约10分钟，来院后出现头痛、恶心、未呕吐。右鼻孔可见血性液体持续流出。此时护理措施**错误**的是
    A. 迅速建立静脉通道，密切观察体征变化
    B. 用无菌棉球堵塞鼻腔，防止液体持续流出
    C. 按照医嘱应用抗生素和破伤风抗毒素
    D. 给予面罩氧气吸入
    E. 病人取半卧位

64. 病人，男性，5岁。发热伴腮腺肿大2天，诊断为流行性腮腺炎。该病人适宜的护理措施是
    A. 给予易消化的半流质饮食
    B. 禁用盐水漱口
    C. 进食可口的酸辣食物
    D. 少饮水
    E. 局部热敷

65. 静脉补钾的先决条件是
    A. 尿量在40ml/h以上
    B. 浓度在0.3%以上
    C. 速度在60滴/分以下
    D. 总量在4~5g/d以下
    E. 最多不要超过6~8g/d

66. 行肛瘘切除术后，每日需行温水坐浴和换药的病人，合理的安排是
    A. 清晨先换药
    B. 先温水坐浴
    C. 先大便，再换药，后坐浴
    D. 先坐浴，再换药，后大便
    E. 先大便，再坐浴，后换药

67. 诊断直肠癌最重要且简便易行的方法为
    A. 粪便隐血试验

B.直肠指检

C.内镜检查

D.腔内B超检查

E.血清癌胚抗原测定

68.可以判断腹泻患儿脱水性质的检查是

A.血钾测定

B.血钠测定

C.血糖测定

D.血清蛋白测定

E.CO_2结合力测定

69.病人，男性，18岁。闭合性腹部损伤2小时，腹痛、呕吐，病人精神紧张，面色苍白、四肢湿冷、无尿、血压70/50mmHg、脉搏120次/分，腹腔抽出不凝固血液，其根本处理措施是

A.镇静止痛

B.补充血容量

C.应用利尿剂

D.抗休克同时剖腹探查

E.禁饮食，持续胃肠减压

70.病人，男性，8岁。左髋部疼痛、跛行、伴低热、盗汗、食欲缺乏3周。查体；体温37.6℃、左髋部活动受限，Thomas（＋），髋关节X线片见关节间隙略窄，边缘性骨破坏。下列处置**不恰当**的是

A.抗结核药物治疗

B.固定制动

C.加强功能锻炼

D.支持疗法

E.局部注药

71.血清蛋白显著降低应考虑

A.肝硬化

B.肺炎

C.支气管炎

D.支气管哮喘

E.贫血

72.病人，女性，50岁。近一年月经周期缩短，经期延长，此次月经量多且持续10日，查体：子宫稍大、稍软，此次首先考虑的止血措施是

A.给予雌激素

B.立即行缩宫素

C.给予氨甲苯酸

D.给予大量黄体酮

E.给予大量丙酸睾酮

73.慢性支气管炎急性发作期病人的主要治疗是

A.吸氧

B.控制感染

C.卧床休息

D.祛痰

E.镇咳

74.患儿男，4个月，人工喂养，睡眠时常烦躁哭闹，难以入眠，查体；体重6kg、有枕秃及颅骨软化，诊断为佝偻病，给予维生素D30万IU肌内注射后突发全身抽搐3次，每次20~60秒，发作停止后精神如常，查血清离子钙为1.0mmol/L，血清总钙为1.8mmol/L，该患儿发生抽搐的原因是

A.酸中毒

B.热性惊厥

C.癫痫发作

D.血清钙减少

E.缺乏维生素D

75.心搏骤停患儿现场急救首先应采取的措施是

A.开放气道

B.建立呼吸

C.胸外心脏按压

D.应用复苏药物

E.心电监测

76.良性前列腺增生病人最主要的症状是

A.血尿

B.尿频

C.尿急

D.尿痛

E.进行性排尿困难

77.病人，男性，48岁。腰椎间盘突出症病史2年，并逐年加重，已严重影响生活和工作，且出现排尿、排便障碍，其治疗方法应选择

A.按摩

B.理疗

C.牵引

D.用药

E.手术

78.初产妇，剖宫产术后10天，突然阴道大量流血4小时，入院时血压80/50mmHg，心率110次/分，血红蛋白60g/dl，首要的处理原则是

A.加强宫缩

B.预防感染

C.抢救休克

D.静脉输入缩宫素

E.按摩子宫

79.血肌酐增高应考虑的是

A.肺功能不全

B.心功能不全

C.肾功能不全

D.甲亢

E.类风湿

80.病人，女性，停经42天，突发右下腹撕裂样疼痛1小时，伴肛门坠胀感，BP80/40mmHg，全腹压痛，反跳痛，以右侧为著，移动性浊音阳性，宫颈举痛，后穹隆饱满触痛，子宫扪诊不满意，右附件区压痛明显，最简单可靠的诊断方法是

A.妊娠试验

B.阴道后穹隆穿刺

C.B超检查

D.腹腔镜检查

E.诊断性刮宫

81.经产妇，3年前自然分娩一男婴，体重3700g，无难产史，现孕40周，2小时前开始规律宫缩，检查：宫缩持续40~50秒，间歇期2~3分钟，胎心率130次/分，头先露，宫口开4cm，此时最恰当的处理是

A.入待产室观察

B.温肥皂水灌肠

C.给予人工破膜

D.静脉滴注缩宫素

E.急送产房准备分娩

82.中心静脉压的正常范围是

A.2~3cmH$_2$O

B.3~4cmH$_2$O

C.4~5cmH$_2$O

D.5~6cmH$_2$O

E.6~12cmH$_2$O

83.革兰阴性菌感染的特点不包括

A.间歇发热

B.肢体湿冷

C.低血压

D.体温不升

E.形成转移性脓肿

84.血胸病人维持呼吸功能的护理措施不正确的是

A.胸部有较大异物者，应及时拔除

B.密切观察呼吸形态、频率、呼吸音变化

C.根据病情给予吸氧，观察氧饱和度变化

D.生命体征平稳时，可取半卧位，以利于呼吸

E.及时清除呼吸道分泌物

85.吉兰–巴雷综合征典型的脑脊液改变为

A.血性脑脊液

B.蛋白–细胞分离现象

C.蛋白含量与细胞数均增高

D.浑浊呈毛玻璃状

E.淋巴细胞明显增多

86.行胃肠钡餐检查至少需禁食

A.检查前6小时

B.检查前8小时

C.检查前10小时

D.检查前12小时

E.检查前14小时

87.病人，男性，40岁。肝硬化病史2年，高蛋白饮食后出现睡眠障碍，定向力减退，脑电异常，下列治疗措施中不正确的是

A.限制蛋白饮食

B.硫酸镁导泻

C.弱碱性溶液灌肠

D.乳果糖口服

E.精氨酸滴注

二、以下提供若干个案例，每个案例下设若干个考题。请根据各考题题干所提供的信息，在每题下面的A、B、C、D、E五个备选答案中选择一个最佳答案，并在答题卡上将相应字母所属的方框涂黑。

（88~89题共用备选答案）

A.输血

B.脾切除

C.雄激素治疗

D.糖皮质激素治疗

E.免疫抑制剂治疗

88.原发免疫性血小板减少症病人治疗首选

89.重型再生障碍性贫血病人治疗首选

（90~91题共用备选答案）

A.甲胎蛋白增高

B.癌胚抗原增高

C.淀粉酶增高

D.碱性磷酸酶增高

E.酸性磷酸酶增高

90.对原发性肝癌诊断有价值的化验检查是

91.对急性胰腺炎诊断有价值的化验检查是

（92~93题共用备选答案）

A.钾盐

B.叶酸

C.铁剂

D.钙剂

E.蛋白质

92.小儿营养性缺铁性贫血应主要补充

93.小儿营养性巨幼细胞贫血应主要补充

（94~96题共用备选答案）

A.B超

B.多排螺旋CT

C.磁共振显像

D.X线胸片

E.正电子发射体层显像

94.具有软组织分辨率高、直接多平面成像等优点的检查是

95.具有更高的扫描速度和图像分辨率的检查是

96.可以客观描述人脑生理和病理代谢活动图像的检查是

（97~98题共用备选答案）

A.输血

B.脾切除

C.雄激素治疗

D.糖皮质激素治疗

E.免疫抑制剂治疗

97.原发免疫性血小板减少症病人治疗首选

98.重型再生障碍性贫血病人治疗首选

（99~100题共用备选答案）

A.阿托品

B.氯丙嗪

C.地西泮

D.麻黄碱

E.硫喷妥钠

99.治疗局麻药中毒反应时首选的药物是

100.局麻药中毒病人发生惊厥时应加用的药物是

答案与解析

序号	1	2	3	4	5	6	7	8	9	10
答案	B	A	B	D	B	C	B	B	D	C
序号	11	12	13	14	15	16	17	18	19	20
答案	D	A	A	C	B	B	B	B	D	C
序号	21	22	23	24	25	26	27	28	29	30
答案	E	D	A	E	C	C	A	C	C	C
序号	31	32	33	34	35	36	37	38	39	40
答案	A	D	A	B	E	C	D	A	D	A
序号	41	42	43	44	45	46	47	48	49	50
答案	D	C	C	A	E	A	D	C	A	C
序号	51	52	53	54	55	56	57	58	59	60
答案	C	A	D	E	E	A	C	B	A	D
序号	61	62	63	64	65	66	67	68	69	70
答案	E	B	E	A	A	E	B	B	D	C
序号	71	72	73	74	75	76	77	78	79	80
答案	A	A	B	D	C	E	E	C	C	B
序号	81	82	83	84	85	86	87	88	89	90
答案	E	E	E	A		D	C	D	E	A
序号	91	92	93	94	95	96	97	98	99	100
答案	C	C	B	C	B	E	D	E	C	E

1.解析：雄激素为治疗慢性再生障碍性贫血的首选药物，作用机制是刺激肾脏产生红细胞生成素，对骨髓有直接刺激红细胞生成作用。

2.解析：深昏迷指意识完全丧失，全身肌肉松弛，对各种刺激均无反应，各种反射均消失。

3.解析：肝脏疾病时部分肝细胞发生变性、坏死。一方面使间接胆红素转化为直接胆红素的能力减弱，血液中间接胆红素增多；另一方面，肝脏疾病损伤毛细胆管，已转化的直接胆红素无法从胆管排出，故血液中直接胆红素增多，皮肤、眼结膜黄染，尿色加深。

4.解析：老年人高血压的用药原则为合理联用药，个体化用药，达到24小时平稳降压的目的。

5.解析：肝穿刺活检发现有假小叶形成是肝硬化诊断的主要依据。

6.解析：空腹血糖≥7.0mmol/L或OGTT2小时血糖≥11.1mmol/L时，考虑为糖尿病。

7.解析：肝硬化时由于肝功能减退，雌激素水平升高，雌激素在手掌和腹部沉积，称为肝掌和蜘蛛痣。

8.解析：根据心功能等级决定是否可以妊娠。心功能Ⅰ~Ⅱ级者可继续妊娠。一般心功能在Ⅲ~Ⅳ级，或有过心力衰竭史、有活动性风湿热、心房颤动、高度房室传导阻滞、肺动脉高压、心内膜有活动性炎症，明显发绀者均不宜妊娠。

9.解析：胎动计数是孕妇评估胎儿宫内是否缺氧最简便有效的方法之一。

10.解析：意识丧失、颈动脉搏动消失是诊断心脏骤停的主要依据。

11.解析：Ⅰ度子宫脱垂考虑使用子宫托及盆底肌肉锻炼。

12.解析：原发性癫痫可能与遗传因素有关，继发性癫痫多为脑部疾病或全身性疾病的临床表现。

13.解析：超声检查是诊断早期妊娠快速准确的方法。

14.解析：应用TAT治疗破伤风的机制是中和游离毒素。

15.解析：严重感染患者出现低氧血症（PaO_2 55mmHg），考虑为感染释放毒素造成肺毛细血管滤过膜受损，水分漏入肺泡，同时蛋白质漏入肺泡形成透明膜，氧气弥散更加困难，病人出现进行性呼吸困难，即急性呼吸窘迫综合征。

16.解析：Murphy征阳性提示急性胆囊炎，确诊须首选B超检查。

17.解析：随访观察适用于肌瘤小无症状者；药物治疗适用于诊断明确的肌瘤，小于2个月妊娠子宫大小，症状不明显或较轻者。子宫如3个月大小，凹凸不平，应考虑手术治疗。

18.解析：产褥感染时产妇应采取半坐位，有利于恶露排出。

19.解析：成人24小时尿量<400ml或每小时尿量<17ml，称为少尿。学龄前儿童少于300ml，婴幼儿少于200ml即为少尿。

20.解析：成人结核最常见的类型是继发性肺结核。

21.解析：小肠破裂病人应立即手术治疗。

22.解析：股疝易嵌顿，又易发展为绞窄，应紧急手术治疗。

23.解析：过敏性紫癜皮肤表现多数以皮肤紫癜为首发症状。常出现于四肢、远端伸侧，臀背部，而面部及躯干少见。紫癜呈对称分布，分批出现，大小不一，并可融合成片，甚至形成出血性疱疹和出血性坏死。

24.解析：妊娠合并病毒性肝炎的辅助检查包括肝功能检查、血清病原学检测；胎盘检查以预防产后出血；凝血功能检查预防DIC及肾衰竭。不需要做血hCG检查，故此题选E。

25.解析：协助拍背的手法是：五指并拢，稍向内合拳，由下向上，由外到内地轻拍背部。

26.解析：颅内压明显增高时应避免腰椎穿刺，以免发生枕骨大孔疝。

27.解析：长期高血压易导致脏器出现相关并发症，常累及的脏器是心、脑、肾。

28.解析：确诊中毒型细菌性痢疾最有价值的检查是粪便细菌培养。

29.解析：血清总胆固醇增高可导致冠状动脉粥样硬化引起冠心病。

30.解析：有机磷农药中毒的诊断包括：特殊大蒜气味；典型症状与特征；有机磷农药接触史；全血胆碱酯酶活力测定。选项C不属于诊断依据。

31.解析：急性感染性多发性神经根神经炎病人脑脊液在发病后1~2周出现蛋白–细胞分离现象，并在第2~8周最为显著，以后渐渐恢复。

32.解析：质子泵抑制剂（奥美拉唑、兰索拉唑等）抑制胃酸分泌的作用最强，作用更持久。

33.解析：失血性休克病人应首先快速输入平衡盐溶液和人工胶体液以补充血容量，维持循环稳定。

34.解析：心室颤动是最严重的心律失常，心室完全丧失射血能力。一旦发生室颤病人会迅速意识丧失、抽搐、发绀，继而呼吸停止，甚至死亡。

35.解析：子宫肌瘤小、症状不明显，特别是已近绝经期的妇女，可每3~6个月定期复查，加强随访观察。

36.解析：小儿肥胖症大多由营养素摄入过多、运动量过少引起，故控制饮食、加强运动是肥胖症患儿减轻体重的主要手段。

37.解析：营养疗法的适应证包括：①近期体重下降超过正常体重的10%；②血清清蛋白<30g/L；③连续7天以上不能正常进食；④已确诊为营养不良；⑤病人可能面临高分解代谢的应激状态。

38.解析：五年内避免妊娠可以减轻雌激素对乳腺组织的刺激，防止肿瘤复发。

39.解析：进行性排尿困难是前列腺增生最典型的症状，典型表现是排尿迟缓、断续、尿流细而无力、射程短、终末滴沥、排尿时间延长等。

40.解析：选择性冠状动脉造影不但可明确诊断，而且能够确定冠状动脉的狭窄部位、程度、范围和侧支循环的情况，是冠心病外科治疗的主要依据。

41.解析：心力衰竭病人长期服用噻嗪类利尿剂最易出现低血钾。

42.解析：开放损伤应争取在伤后6~8小时内进行清创。

43.解析：吸入性呼吸困难主要见于上呼吸道梗阻，如喉头水肿、气管异物等。

44.解析：乳腺癌淋巴转移最常见的部位是同侧腋窝淋巴结。

45.解析：甲氨蝶呤片是治疗类风湿关节炎的常用药物，一般每周使用10mg，是治疗类风湿关节炎的基础用药。

46.解析：导致盆腔炎的病原体主要是大肠埃希菌。

47.解析：大隐静脉曲张术后早期活动的主要目的是防止血栓形成。当血栓形成时，严禁按摩患肢，防止栓子脱落引起肺栓塞。

48.解析：支气管扩张病人病情稳定后应停止使用抗生素，长期使用抗生素会造成机体耐药。

49.解析：骨与关节结核继发于肺结核，结核杆菌通过血液传播到达骨与关节。

50.解析：血管病变所致心、脑、肾等严重并发症是2型糖尿病患者的主要死亡原因。

51.解析：做冠状动脉造影术检查前必须做好造影剂过敏试验。

52.解析：护士问诊时应尽量避免使用专业术语，里急后重属于专业术语，故选A。

53.解析：肾损伤的病人应绝对卧床休息2~3周，即使血尿消失也应卧床至指定时间。

54.解析：发生高血钾时，可应用10%葡萄糖酸钙溶液20~30ml加等量5%葡萄糖溶液缓慢滴入，以钙离子对抗钾离子对心肌的抑制作用。

55.解析：引起脑性瘫痪的母体方面因素包括：①胎儿期：感染、出血、发育畸形以及母亲妊娠时有高血压、糖尿病等。②出生时：羊水阻塞、早产、窒息、难产、产钳夹伤等。③出生后：缺氧、感染、外伤、颅内出血、核黄疸等。核黄疸不属于母体因素，因此此题选E。

56.解析：血尿素氮可反映肾功能的情况。

57.解析：治疗梅毒首选青霉素。

58.解析：诊断早期胃癌最可靠的辅助检查是纤维胃镜检查。

59.解析：因子宫收缩乏力引起的产后出血，首选的止血措施是按摩子宫，加强宫缩。

60.解析：膀胱结石的典型症状为排尿突然中断，变换体位后又能继续排尿，常用终末血尿，合并感染时可出现脓尿。

61.解析：重度肥胖是指体重超过同性别、同身高参照人群均值的50%。

62.解析：一线抗结核的药物包括利福平、乙胺丁醇、异烟肼和吡嗪酰胺等药物。

63.解析：根据题干分析，病人发生了颅底骨折合并脑脊液漏，因此病人应取患侧卧位。

64.解析：腮腺炎患儿因张口及咀嚼食物可使局部疼痛加重，影响进食，应给予富有营养、易消化的半流质或软食。忌酸、辣、硬而干的食物，以免引起唾液分泌增多，肿痛加剧。

65.解析：静脉补钾的先决条件是见尿补钾，尿量应在40ml/h以上。

66.解析：行肛瘘切除术后，每日需行温水坐浴和换药的病人，合理的安排是先大便，再坐浴，后换药。

67.解析：诊断直肠癌最重要且简便易行的方法为直肠指检。

68.解析：小儿腹泻时主要根据血钠浓度判断患儿为高渗脱水、等渗脱水还是低渗脱水。

69.解析：题干提示病人腹腔内脏器破裂同时伴休克，根本处理应是抗休克同时剖腹探查。

70.解析：有明显结核中毒症状及高度衰弱者应卧床休息。

71.解析：肝硬化时蛋白合成减少，病人血清蛋白显著降低。

72.解析：雌激素替代治疗适用于预防及控制围绝经期的各种症状及相关的骨质疏松症和心血管症状等。

73.解析：慢性支气管炎急性发作期病人主要的治疗是控制感染，根据致病菌的性质及药物敏感程度选择抗生素。

74.解析：维生素D缺乏性抽搐症患儿血清钙低于1.75~1.88mmol/L时即可发生抽搐。

75.解析：患儿一旦发生心搏骤停，应立即采取的现场急救措施是胸外心脏按压。

76.解析：良性前列腺增生病人最主要的症状是进行性排尿困难。

77.解析：中央型腰椎间盘突出症出现马尾综合征（大小便功能障碍），应考虑手术治疗。

78.解析：晚期产后大出血的病人出现休克应首先抢救休克，故此题选C。

79.解析：血肌酐增高应考虑出现了肾功能不全。

80.解析：上述病人考虑发生了异位妊娠破裂出血，因此应首选阴道后穹隆穿刺。

81.解析：初产妇宫口开全10cm，经产妇宫口开大3~4cm且宫缩好，应送产房准备接生。

82.解析：中心静脉压的正常范围是6~12cmH$_2$O。

83.解析：革兰阴性菌感染的临床特点为全身寒战或间歇发热、四肢湿冷和"三低"（体温不升、低血白细胞计数、低血压）。

84.解析：进行性血胸应立即剖腹止血，及时补充血容量，防治低血容量性休克。

85.解析：吉兰-巴雷综合征典型的脑脊液改变为蛋白-细胞分离现象。

86.解析：行胃肠钡餐检查前至少需禁食12小时。

87.解析：肝性脑病病人可用生理盐水或弱酸性溶液灌肠，也可口服或鼻饲50%硫酸镁30~50ml导泻，但禁用碱性肥皂水灌肠。

88.解析：原发免疫性血小板减少症病人治疗首选糖皮质激素治疗。

89.解析：重型再生障碍性贫血病人治疗首选免疫抑制剂治疗，雄激素为慢性再生障碍性贫血首选药物。

90.解析：对原发性肝癌诊断有价值的化验检查是甲胎蛋白增高。

91.解析：对急性胰腺炎诊断有价值的化验检查是血清淀粉酶升高。

92.解析：小儿营养性缺铁性贫血应补充铁剂，首选口服。

93.解析：小儿营养性巨幼细胞贫血主要补充叶酸和维生素B_{12}。

94.解析：具有软组织分辨率高、直接多平面成像等优点的检查是磁共振显像。

95.解析：具有更高的扫描速度和图像分辨率的检查是多排螺旋CT。

96.解析：可以客观描述人脑生理和病理代谢活动图像的检查是正电子发射体层显像。

97.解析：肾上腺糖皮质激素为治疗原发免疫性血小板减少症的首选药。

98.解析：免疫抑制剂是目前治疗重型再障的首选药物。

99.解析：治疗局麻药中毒反应时首选的药物是地西泮。

100.解析：局麻药中毒病人发生惊厥时应加用的药物是硫喷妥钠。

2024

护理学（师）

单科 一次过

相关专业知识 全真模拟试卷与解析

全真模拟试卷（四）

全国卫生专业技术资格考试研究专家组　编写

中国健康传媒集团

中国医药科技出版社

内 容 提 要

　　本书根据最新考试大纲要求，通过分析历年考试真题，并在研究命题规律的基础上精心编写而成。供考生进行模拟自测，梳理对知识点的掌握程度，顺利通关考试。本套试卷分为试题和答案及解析两大部分，以便学生自测后核对答案更加方便。试卷中题型、题量及题目难易程度与考试真题保持高度一致，考生根据自己未通过的科目选择相应的试卷即可。

图书在版编目（CIP）数据

　　护理学（师）单科一次过全真模拟试卷与解析. 相关专业知识 / 全国卫生专业技术资格考试研究专家组编写. —北京：中国医药科技出版社，2023.9
　　（护考应急包）
　　ISBN 978-7-5214-3878-9

　　Ⅰ.①护… 　Ⅱ.①全… 　Ⅲ.①护理学–资格考试–题解 　Ⅳ.①R47–44

　　中国国家版本馆CIP数据核字（2023）第074551号

美术编辑　陈君杞

版式设计　南博文化

出版　**中国健康传媒集团** | 中国医药科技出版社

地址　北京市海淀区文慧园北路甲22号

邮编　100082

电话　发行：010-62227427　邮购：010-62236938

网址　www.cmstp.com

规格　889×1194mm $\frac{1}{16}$

印张　8

字数　285千字

版次　2023年9月第1版

印次　2023年9月第1次印刷

印刷　北京紫瑞利印刷有限公司

经销　全国各地新华书店

书号　ISBN 978-7-5214-3878-9

定价　**25.00元**

获取新书信息、投稿、为图书纠错，请扫码联系我们。

试题部分

一、以下每一道考题下面有A、B、C、D、E五个备选答案。请从中选择一个最佳答案，并在答题卡上将相应题号的相应字母所属的方框涂黑。

1.关于催产素静脉滴注，正确的是
  A.用于经产妇引产更敏感
  B.教会孕妇自己调节滴速
  C.滴注速度及剂量始终保持一致
  D.用于胎儿窘迫，需尽快结束分娩的产妇
  E.用于协调性子宫收缩乏力，以加强宫缩

2.脓肿形成后首要的处理是
  A.应用抗生素
  B.外敷消炎膏
  C.切开引流
  D.理疗热敷
  E.全身支持

3.腹膜刺激征是指
  A.发热、腹痛、压痛
  B.恶心、呕吐、腹泻、压痛
  C.腹胀、压痛反跳痛
  D.压痛、反跳痛、腹肌紧张
  E.腹痛、腹胀、肠鸣音亢进

4.静脉输液补钾的先决条件是
  A.总量在4~5g/d以下
  B.总量在4~5g/d以下
  C.速度在60滴/分以下
  D.浓度在0.3%以上
  E.尿量在40ml/h以上

5.确诊甲状腺功能亢进症的指标是
  A.谷丙转氨酶减少
  B.磷酸肌酸激酶减少
  C.β_1微球蛋白增高
  D.三碘甲状腺原氨酸增高
  E.三脂酰甘油（甘油三酯）增高

6.粪便镜检大量脓细胞提示
  A.细菌性痢疾
  B.肠胃炎
  C.溃疡病
  D.胰腺炎
  E.肠炎

7.下列关于肿瘤化疗的叙述，**错误**的是
  A.可大剂量冲击疗法
  B.可中剂量冲击疗法
  C.可小剂量冲击疗法
  D.多疗程治疗
  E.避免联合用药

8.血清总胆固醇增高见于
  A.肺心病
  B.风心病
  C.冠心病
  D.心肌炎
  E.心包炎

9.维生素D缺乏性手足搐搦症发作时急救处理首选的是
  A.葡萄糖酸钙静脉滴注
  B.甘露醇快递静脉滴注
  C.维生素D_3肌内注射
  D.高浓度氧面罩吸入
  E.地西泮肌内注射

10.对小儿肺炎诊断最有意义的检查是
  A.血常规
  B.胸部X线
  C.痰细菌培养
  D.咽拭子涂片
  E.纤维支气管镜

11.治疗系统性红斑狼疮的药物是
  A.普鲁卡因酰胺
  B.肼苯达嗪
  C.泼尼松
  D.避孕药
  E.氯丙嗪

12.确诊中毒型细菌性痢疾最有价值的检查是
  A.血清特异性抗体检查
  B.咽拭子细菌培养
  C.粪便细菌培养
  D.血白细胞计数
  E.粪便镜检

13.抗甲状腺药物的副作用主要是
  A.粒细胞减少
  B.心绞痛
  C.中毒性肝炎

1

D.剥脱性皮炎

E.皮肤瘙痒

14.大便隐血试验前3天可以摄取
   A.动物内脏
   B.瘦肉
   C.牛奶
   D.大量绿叶蔬菜
   E.动物血

15.颅内压增高明显时，应避免
   A.颅脑多普勒检查
   B.脑血管造影
   C.腰椎穿刺
   D.MRI检查
   E.CT检查

16.基础代谢率（BMR）测定前的准备**不包括**
   A.清晨醒来后静卧状态
   B.不能服用镇静剂
   C.至少睡眠8小时
   D.排空膀胱后
   E.禁食12小时

17.对放射疗法最敏感的肺癌类型是
   A.黏液癌
   B.大细胞癌
   C.小细胞癌
   D.腺癌
   E.鳞癌

18.下肢静脉曲张的病因**不包括**
   A.长期负重工作致腹压增高
   B.浅静脉压力升高
   C.静脉瓣膜缺陷
   D.下肢肌肉收缩减退
   E.静脉壁薄弱

19.骨筋膜室综合征的主要治疗措施是
   A.彻底切开筋膜减压
   B.密切观察有无肾功能损害
   C.应用扩血管药物
   D.手术探查血管
   E.抬高患肢

20.目前原发性肝癌最有效的治疗方法是
   A.肝动脉结扎术
   B.肝移植术
   C.肝切除术
   D.放射疗法
   E.化学疗法

21.脊髓半切征指
   A.损伤平面以下同侧肢体的运动和深感觉丧失，对侧肢体的痛觉和温度觉丧失
   B.损伤平面以下同侧肢体的痛觉和温度觉丧失，对侧肢体的运动和深感觉丧失
   C.损伤平面以下的感觉、运动及反射功能部分丧失
   D.会阴皮肤鞍状感觉消失，括约肌功能及性功能障碍
   E.损伤平面以下的感觉、运动及反射功能完全丧失

22.对阻塞性肺气肿的诊断，最有价值的是
   A.肺活量低于正常
   B.潮气量低于正常
   C.PaO_2下降
   D.$PaCO_2$升高
   E.残气量占肺总量百分比增加

23.轻度高渗性脱水最早出现的症状是
   A.口渴
   B.皮肤弹性降低
   C.高热
   D.惊厥
   E.昏迷

24.硬膜外阻滞麻醉最危险的并发症是
   A.全脊髓麻醉
   B.脊神经根损伤
   C.硬膜外血肿
   D.硬膜外感染
   E.硬膜外导管折断

25.治疗营养性缺铁性贫血，铁剂服用的时间是
   A.血红蛋白正常后停药
   B.血红蛋白正常2周后停药
   C.血红蛋白正常1个月停药
   D.血红蛋白正常2个月停药
   E.血红蛋白正常3个月停药

26.应用β_2受体激动剂控制哮喘发作时，首选的给药方法是
   A.口服法
   B.静滴法
   C.吸入法
   D.肌注法
   E.舌下含化法

27.测定基础代谢率前应禁食的时间为
   A.4h
   B.6h
   C.8h
   D.10h
   E.12h

28.关于协调性子宫收缩乏力，正确的是
    A.子宫收缩有正常节律性、极性及对称性，仅收缩力弱
    B.产妇自觉持续性腹痛，无间歇
    C.容易发生胎儿宫内窘迫
    D.不宜静脉点滴催产素
    E.潜伏期宜使用哌替啶

29.胎盘早剥的治疗原则是
    A.保胎至足月
    B.催产素点滴引产
    C.及时终止妊娠
    D.评估胎儿决定分娩方式
    E.期待疗法

30.早期肺癌首选的治疗是
    A.放疗
    B.化疗
    C.对症治疗
    D.手术治疗
    E.中医中药治疗

31.输尿管结石的表现特点为
    A.肾后型肾功能不全
    B.肾区包块
    C.肾绞痛+镜下血尿
    D.少尿无尿
    E.肾盂积水

32.符合Ⅱ型呼吸衰竭血气分析的结果是
    A.$PaO_2<60mmHg$，动脉血氧饱和度$>75\%$
    B.$PaO_2>60mmHg$，动脉血氧饱和度$>75\%$
    C.$PaO_2<60mmHg$，$PaCO_2>50mmHg$
    D.$PaO_2>60mmHg$，$PaCO_2>50mmHg$
    E.$PaO_2>60mmHg$，$PaCO_2<50mmHg$

33.急性感染性多发性神经根神经炎病人脑脊液的典型改变是
    A.蛋白-细胞分离
    B.糖明显增多
    C.氯化物减少
    D.均匀血性
    E.压力增高

34.新生儿寒冷损伤综合征复温的原则是
    A.4~8h内体温恢复正常
    B.逐步复温
    C.先慢后快
    D.先快后慢
    E.迅速复温

35.硫酸镁治疗妊娠高血压综合征剂量过大时，最先出现的毒性反应是
    A.尿量过少
    B.膝反射减弱或消失
    C.心率减慢
    D.呼吸减慢
    E.头晕、血压过低

36.预防局麻药中毒的措施**不包括**
    A.在局麻药中加入适量的肾上腺素
    B.增强病人体质
    C.注射速度快
    D.限制麻药浓度
    E.限量使用麻药

37.肝硬化腹水病人每日进水量限制在
    A.2000ml
    B.1500ml
    C.1000ml
    D.500ml
    E.300ml

38.确诊肺结核最特异的方法是
    A.纤维支气管镜检查
    B.痰结核菌检查
    C.结核菌素试验
    D.X线检查
    E.CT检查

39.肾盂肾炎尿中白细胞数每高倍视野应大于
    A.7个
    B.6个
    C.5个
    D.4个
    E.3个

40.急性梗阻性化脓性胆管炎的治疗原则是
    A.先控制炎症后手术
    B.应用大量抗生素
    C.边抢救休克，边手术
    D.抢救休克，忌手术
    E.先抗休克，后手术

41.血小板减少见于
    A.再生障碍性贫血
    B.脾切除后
    C.急性中毒
    D.急性出血
    E.溶血性贫血

42.网织红细胞减少见于
    A.维生素B_2缺乏性贫血

B.叶酸缺乏性贫血

C.再生障碍性贫血

D.出血性贫血

E.溶血性贫血

43.营养疗法的适应证**不包括**

A.休克

B.多系统器官功能衰竭

C.骨髓移植

D.重症胰腺炎

E.大面积烧伤

44.对急性非淋巴细胞性白血病目前常用标准的化疗诱导缓解方案是

A.VDP方案

B.VADP方案

C.DA方案

D.VP方案

E.VAP方案

45.了解中晚期食管癌的侵犯范围，选用的检查是

A.食管、胃钡X线造影

B.放射性核素扫描

C.纤维食管镜

D.CT

E.B超

46.蛋白尿是指尿液蛋白含量每日超过

A.150mg

B.125mg

C.100mg

D.95mg

E.80mg

47.小儿肥胖症减轻体重的重要手段是

A.高蛋白饮食

B.药物治疗

C.心理治疗

D.运动疗法

E.少量多餐

48.门静脉高压的实验室检查结果中不会出现

A.血清球蛋白升高

B.血清清蛋白降低

C.血小板增多

D.白细胞减少

E.红细胞减少

49.可疑宫颈癌病人进行碘试验的目的是

A.确定活组织取材部位

B.确定肿瘤的临床分期

C.筛查早期宫颈癌

D.选择治疗方法

E.预防碘过敏

50.早期改善类风湿病患儿症状的主要药物是

A.非甾体类抗炎药

B.慢作用抗炎药

C.免疫增强剂

D.免疫抑制剂

E.类固醇激素

51.病人，男性，56岁。有胃溃疡病史5年，突然呕血1500ml，血压60/30mmHg，心率150次/分。此时首先应采取的措施是

A.准备给予止血药物

B.立即开放静脉补充血容量

C.准备急查B超

D.胃肠减压

E.禁食

52.治疗急性肺水肿**不恰当**的是

A.取坐位，两腿下垂

B.口服地高辛

C.高流量吸氧

D.静滴氨茶碱

E.皮下注射吗啡

53.婴幼儿心脏按压的频率至少为

A.60次/分

B.80次/分

C.100次/分

D.120次/分

E.150次/分

54.清蛋白/球蛋白（A/G）比值低于1时，即A/G比值倒置，最常见于

A.肾病综合征

B.严重出血

C.慢性消耗性疾病

D.营养不良

E.肝硬化

55.属于烷化类的抗肿瘤药物是

A.5-氟尿嘧啶

B.环磷酰胺

C.甲氨蝶呤

D.长春新碱

E.自力霉素

56.新生儿胎粪吸入性肺炎X线显示

A.两肺大片状阴影

B.肺门哑铃状阴影

C.两肺密布钙化点

D.两肺肺气肿

E.两肺肺不张

57.营养疗法的适应证**不包括**

A.短肠综合征

B.急性胰腺炎

C.多器官功能衰竭

D.大面积烧伤

E.重度休克

58.怀疑病人为壶腹部癌时，下列哪项检查对明确诊断最有针对性

A.血、尿淀粉酶

B.肝功生化

C.ERCP

D.B超

E.CT

59.强心苷类药物治疗小儿心力衰竭时须立即停药的指征是

A.心率少于80次/分

B.心率超过140次/分

C.心电图显示T波倒置

D.心电图显示S-T段下移

E.心电图显示室性期前收缩

60.早期确定营养不良的重要检查是

A.生长激素水平测定

B.血清球蛋白浓度测定

C.血清胆固醇浓度测定

D.血清胆碱酯酶活性测定

E.胰岛素样生长因子水平测定

61.妊娠34周发生胎膜早破，胎心率140次/分，应立即采取的措施是

A.终止妊娠

B.应用抗生素

C.给予地塞米松

D.经腹羊膜腔输液

E.卧床休息抬高臀部

62.病人，男性，30岁。因高热2日未能进食，自述口渴、尿少色黄。查体：有脱水征，尿比重1.028，血清钠浓度为156mmol/L。应首先给予

A.平衡盐溶液

B.等渗盐水

C.5%葡萄糖溶液

D.5%碳酸氢钠

E.3%~5%的氯化钠溶液

63.病人，女性，30岁。因不慎跌倒，导致外阴裂伤，右侧大阴唇裂口约3cm，活动性出血，下列处理**错误**的是

A.阴道塞纱布止血

B.给予止痛药

C.给予抗感染药物

D.给予止血药物

E.建立静脉通道

64.3个月小儿易激惹、烦躁、睡眠不安、易惊、夜啼、多汗、枕秃。最可能是维生素D缺乏性佝偻病的哪一期

A.后遗症期

B.恢复期

C.维生素D治疗中

D.初期

E.激期

65.经产妇，34岁。妊娠足月临产，胎儿胎盘娩出后，出现间歇性阴道流血，量较多，血液凝固，检查子宫宫体柔软，进一步的处理原则是

A.缝合软产道裂伤

B.清除残留胎盘

C.补充凝血因子

D.防治感染

E.加强宫缩

66.足月儿，生后9天黄疸加重，体温不升，拒奶，呕吐，精神萎靡，前囟平，面色发灰，心肺检查未见异常，脐带已脱落，脐窝有少许脓性分泌物，肝肋下2cm，质软，脾肋下1cm，为明确诊断，最有意义的检查是

A.血清胆红素

B.血培养

C.尿常规

D.血常规

E.血型

67.病人，女性，48岁。接触性出血1个月，检查：宫颈糜烂重度。要排除宫颈癌，首先应进行的检查是

A.子宫颈刮片细胞学检查

B.子宫颈活体组织检查

C.分段诊断性刮宫

D.阴道镜检查

E.B超检查

68.病人，女性，36岁。颈前弥漫性肿大，疑为甲亢。下列检查对诊断意义不大的是

A.测血肌酐

B.颈部X线

C.声带检查

D.甲状腺摄^{131}I率测定

E.基础代谢率

69.病人，男性，33岁。左胸部受伤后，烦躁不安，极度呼吸困难伴发绀。查体：脉搏110次/分，血压80/60mmHg，左胸叩诊鼓音，呼吸音消失。左颈胸广泛皮下气肿。其首要的急救措施是
A.补充血容量
B.剖胸探查
C.穿刺排气
D.镇静止痛
E.吸氧

70.病人，女性，因下腹及腰骶部疼痛不适，近2个月伴白带量增多就诊。妇检：宫颈中度糜烂，接触性出血。正确的处理应是

A.排除宫颈癌后再行治疗
B.暂时观察，定期随访
C.宫颈锥切术
D.药物治疗
E.物理治疗

71.病人，男性，35岁。头晕乏力、发热，皮肤出血点半个月。体检：贫血貌，心肺无异常，胸骨压痛，肝肋下1cm，脾肋下5cm。血常规：血红蛋白70g/L，白细胞20×10⁹/L，血小板20×10⁹/L，首先考虑的诊断是
A.血小板减少性紫癜
B.再生障碍性贫血
C.急性白血病
D.巨幼细胞贫血
E.溶血性贫血

72.病人，女性，21岁。发热、多处关节炎、面部有蝶形红斑，诊断为系统性红斑狼疮。特异性高的检查结果是
A.红细胞花环形成
B.类风湿因子（+）
C.抗核抗体（+）
D.抗Sm抗体（+）
E.血沉快

73.病人，女性，36岁。患慢性肾炎，有眼睑水肿，血压高，大量蛋白尿，但肾功能正常，应采用
A.低盐饮食
B.高磷饮食
C.高蛋白饮食
D.高脂饮食
E.不限制饮食

74.病人，男性，25岁。慢性肾炎病史7年，近日来恶心、呕吐、气喘，血压175/100mmHg，颈静脉怒张，双肺底闻及湿啰音，血尿素氮30mmol/L，血肌酐752μmol/L，血钾7.2mmol/L，最宜采用

A.5%碳酸氢钠静滴
B.葡萄糖酸钙静推
C.血液透析
D.硝普钠静滴
E.50%葡萄糖静滴

75.病人，女性，30岁。经常出现劳力性呼吸困难、晕厥等症状，体检：胸骨右缘第2肋间可闻及响亮、粗糙收缩期吹风样杂音。为明确诊断，最有价值的检查是
A.CT检查
B.X线检查
C.心电图检查
D.心肌酶学检查
E.超声心动图检查

76.病人，女性，20岁。头部外伤后2天。病人受伤时立即昏迷，20分钟后清醒，头痛、呕吐2次。半小时后又出现昏迷，检查右侧瞳孔散大，对光反射消失，左侧肢体瘫痪。目前最根本的处理是
A.使用甘露醇
B.应用利尿剂
C.紧急手术治疗
D.冬眠低温治疗
E.应用糖皮质激素

77.病人，男性，28岁。反复出现右季肋部胀痛，并伴寒战、高热，为明确诊断首选的检查是
A.CT
B.B超
C.血、尿淀粉酶
D.白细胞计数
E.胃酸游离度

78.初产妇，25岁。妊娠39周。阴道流液1小时入院。产检：无宫缩，胎心率170次/分，宫口未开，肩先露。羊水Ⅱ度污染，进一步的处理是
A.自然分娩
B.预防感染
C.产钳助产
D.立即剖宫产
E.静点缩宫素引产

79.病人，女性，清晨未起床时测得血压125/80mmHg，脉搏88次/分，其基础代谢率为
A.14%
B.16%
C.20%
D.21%
E.22%

80.病人，男性，67岁。尿频及排尿困难5年余，无心肺

疾病，BP160/100mmHg，诊断为良性前列腺增生，残余尿量200ml，合适的治疗方法是

A.α受体阻滞剂

B.经尿道高温治疗

C.体外高强度聚焦超声

D.经尿道前列腺电切术

E.开放式前列腺切除术

二、以下提供若干个案例，每个案例下设若干道考题，请根据所提供的信息，在每一道考题下面的A、B、C、D、E五个备选答案中选择一个最佳答案，并在答题卡上将相应题号的相应字母所属的方框涂黑。

（81~82题共用题干）

病人，男性，50岁。进行性吞咽困难3个月，现能进流质饮食，检查：锁骨上未触及肿大淋巴结。

81.最先考虑的诊断是

A.食管炎

B.食管癌

C.食管平滑肌肿瘤

D.食管静脉曲张

E.贲门失弛缓症

82.首先应选择的检查是

A.食管镜

B.胸部及纵隔CT

C.食管X线钡餐透视

D.胸部X线摄片检查

E.腹部超声波和肝功检查

（83~85题共用题干）

病人，男性，42岁。左季肋部撞伤8小时，血压9.1/6kPa（68/45mmHg），脉搏120次/分，左侧腹部明显压痛，腹部紧张不明显，腹部移动性浊音阳性。

83.为明确诊断，最有意义的检查是

A.腹部平片

B.尿常规

C.腹腔穿刺

D.血生化检查

E.超声波检查

84.最可能的检查结果是

A.腹部轻度反跳痛

B.血尿

C.腹腔内有少量液体

D.血清淀粉酶明显增高

E.腹腔穿刺抽出不凝固血液

85.采取的主要措施是

A.严密观察

B.输血输液

C.快速输血补液，同时紧急手术

D.应用升压药物

E.应用抗生素

（86~87题共用题干）

病人，男性，58岁。进行性贫血，消瘦，乏力半年，有时右腹有隐痛，无腹泻。查体：贫血貌，右中腹可触及肿块，肠鸣音活跃。疑为结肠癌。

86.采集病史时，要重点询问

A.有无恶心、呕吐

B.排便情况

C.既往史

D.家族史

E.腹痛情况

87.为明确诊断，应进行的检查是

A.纤维结肠镜检查

B.MRI检查

C.CT检查

D.B超检查

E.X线钡餐灌肠检查

（88~90题共用题干）

患儿，男，9个月。人工喂养，面色苍白1个月。肝脏增大，血红细胞大小不等，以小为主，中心淡染区扩大，白细胞及血小板正常。

88.最可能的疾病为

A.营养性缺铁性贫血

B.营养性巨幼细胞贫血

C.再生障碍性贫血

D.生理性贫血

E.地中海贫血

89.应给予的最佳治疗是

A.注射铁剂

B.口服二价铁

C.口服叶酸

D.注射维生素B_{12}

E.输全血

90.该患儿的护理措施中**不正确**的是

A.及时添加绿叶蔬菜

B.及时添加动物肝脏及蛋黄

C.铁剂和牛奶、钙片同服

D.肌内注射铁剂时部位要深

E.铁剂要在两餐间服用

三、以下提供若干组考题，每组考题共同使用在考题前列出的A、B、C、D、E五个备选答案。请从中选择一个与考题关系最密切的答案，并在答题卡上将相应题号的相应字母所属的方框涂黑。每个备选答案可能被选择一次、多次或不被选择。

（91~92题共用备选答案）

A.血胆红素测定

B.胃液振荡试验

C.血常规检查

D.肝功能检查

E.血液培养

91.诊断新生儿败血症最有意义的检查是

92.诊断新生儿肺透明膜病较有意义的检查是

（93~94题共用备选答案）

A.X线摄片

B.MRI检查

C.临床检查

D.CT检查

E.B超

93.颅盖线形骨折的诊断主要依靠

94.颅底线形骨折的诊断主要依靠

（95~96题共用备选答案）

A.硫酸镁

B.谷氨酸钠

C.谷氨酸钾

D.左旋多巴

E.γ–氨酪酸

95.肝性脑病伴脑水肿时禁用的药物是

96.肝性脑病伴肾衰竭时禁用的药物是

（97~98题共用备选答案）

A.脑电图

B.CT和MRI

C.B超

D.脑脊液检查

E.免疫学检查

97.为明确癫痫诊断应做的检查是

98.为明确癫痫病因应做的检查是

（99~100题共用备选答案）

A.给予镇静剂

B.行剖宫产术

C.立即人工破膜

D.静脉滴注缩宫素

E.等待产程自然进展

99.不协调性宫缩乏力的首要处理措施是

100.明显头盆不称的处理措施为

答案与解析

序号	1	2	3	4	5	6	7	8	9	10
答案	E	C	D	E	D	A	E	C	E	B
序号	11	12	13	14	15	16	17	18	19	20
答案	C	C	A	C	C	D	C	D	A	C
序号	21	22	23	24	25	26	27	28	29	30
答案	A	E	A	A	D	C	E	A	C	D
序号	31	32	33	34	35	36	37	38	39	40
答案	C	C	A	B	B	C	C	B	C	C
序号	41	42	43	44	45	46	47	48	49	50
答案	A	C	A	C	D	A	D	C	C	A
序号	51	52	53	54	55	56	57	58	59	60
答案	B	B	C	E	B	D	E	C	E	E
序号	61	62	63	64	65	66	67	68	69	70
答案	E	C	A	D	E	A	A	A	C	A
序号	71	72	73	74	75	76	77	78	79	80
答案	C	D	A	C	E	C	B	D	E	D
序号	81	82	83	84	85	86	87	88	89	90
答案	B	A	C	E	C	B	A	A	B	C
序号	91	92	93	94	95	96	97	98	99	100
答案	E	B	A	C	B	C	A	B	A	B

1.解析：协调性子宫收缩乏力主要表现为子宫收缩力弱，但收缩的对称性、极性和节律性均正常，可通过滴注催产素加强宫缩。

2.解析：脓肿形成后应尽早切开引流，保持引流通畅，及时换药，促进伤口愈合。

3.解析：腹部压痛、反跳痛、肌紧张是腹膜炎的标志性体征，称为腹膜刺激征。

4.解析：静脉补钾的先决条件是见尿补钾，尿量在40ml/h以上。

5.解析：血清游离三碘甲状腺原氨酸（FT_3）不受血甲状腺结合球蛋白（TBG）的影响，可直接反应甲状腺功能状态，是临床诊断甲亢的首选指标。

6.解析：细菌性痢疾粪便常规检查：外观多为黏液脓血便。镜检有大量脓细胞或白细胞及分散的红细胞。

7.解析：肿瘤病人化疗多采用联合用药。

8.解析：血清总胆固醇增高主要见于冠状动脉粥样硬化性心脏病病人。

9.解析：维生素D缺乏性手足搐搦症发作时应首先注射地西泮镇静，然后静脉缓慢滴注葡萄糖酸钙。

10.解析：胸部X线检查对发现病变，了解病变部位、范围、性质、病变的发展与疗效判断都有重要意义。

11.解析：治疗系统性红斑狼疮的首选药物是糖皮质激素，如波尼松等。

9

12.解析：中毒性痢疾的诊断依据是粪便细菌培养找到痢疾杆菌。

13.解析：抗甲状腺药物，如丙硫氧嘧啶，常见的不良反应有粒细胞减少，严重者可致粒细胞缺乏症，因此必须定期查血常规。

14.解析：大便隐血试验前3天应禁食绿叶蔬菜、动物血、内脏以及瘦肉，防止发生假阳性；可进食土豆、白菜、牛奶等食物。

15.解析：颅内压明显增高时应禁止做腰椎穿刺，以防椎管内压力骤降引起枕骨大孔疝。

16.解析：基础代谢率（BMR）的测定应在禁食12小时、睡眠8小时以上、静卧空腹状态下进行。

17.解析：小细胞癌恶性程度最高，但对放射疗法最敏感。

18.解析：静脉壁软弱、静脉瓣膜缺陷、浅静脉内压力持续升高（长期站立、重体力劳动、妊娠、慢性咳嗽、习惯性便秘等）是引起下肢静脉曲张的主要原因。

19.解析：骨筋膜室综合征一旦发生应立即切开筋膜减压，防止肌肉和神经缺血性坏死。

20.解析：手术切除是目前治疗原发性肝癌的最有效方法。

21.解析：脊髓半切征是指损伤平面以下同侧肢体的运动和深感觉丧失，对侧肢体的痛觉和温度觉丧失。

22.解析：阻塞性肺气肿最有价值的检查是肺功能。残气量占肺总量百分比增加则是比较有价值的诊断指标。

23.解析：高渗性脱水时，血浆渗透压升高，刺激口渴中枢产生口渴。

24.解析：硬膜外麻醉如麻醉药误入蛛网膜下腔可引起全脊髓麻醉，导致呼吸抑制、血压骤降、意识消失，不及时处理可导致心脏骤停，是最危险的并发症。

25.解析：为进一步补足体内的储存铁，在血红蛋白恢复正常后，缺铁性贫血病人仍需继续服用铁剂2个月再停药。

26.解析：控制哮喘发作时首选沙丁胺醇，主要的给药方法为吸入法。

27.解析：测定基础代谢率应在清醒、静卧、空腹，禁食12小时、睡眠8小时的条件下进行。

28.解析：协调性子宫收缩乏力是指子宫收缩有正常节律性、极性及对称性，仅收缩力弱，间歇长，易造成产程延长，因宫腔压力小，对胎儿影响不大，可使用缩宫素加强宫缩。

29.解析：胎盘一旦剥离，胎儿缺血缺氧，故应及时终止妊娠。

30.解析：早期肺癌首选的治疗是手术治疗。

31.解析：输尿管结石的主要表现是与活动有关的肾区疼痛和血尿。

32.解析：Ⅱ型呼吸衰竭血气分析结果为：$PaO_2 < 60mmHg$ 且 $PaCO_2 > 50mmHg$。

33.解析：急性感染性多发性神经根神经炎患儿的脑脊液出现蛋白–细胞分离现象。

34.解析：新生儿寒冷损伤综合征患儿应遵循逐步复温，循序渐进的原则。

35.解析：硫酸镁中毒现象首先表现为膝反射减弱或消失，随着镁浓度上升可出现全身肌张力减退及呼吸抑制，严重者心搏骤停。

36.解析：预防局麻药中毒的措施包括：①限量使用：一般不允许超过限量，尤其对耐受力低下的病人，要适当减量。②限制浓度：不得超过限制浓度，尤其对年老体弱者。③防止局麻药过快入血：即每次推药前必须抽无回血；同时在血循环丰富部位麻醉用药浓度和用量要偏小；在局麻药中加入适量的肾上腺素可延缓麻药的吸收，减少中毒的发生。

37.解析：肝硬化腹水病人每日摄水量应控制在1000ml左右。

38.解析：痰液中找到结核杆菌是确诊肺结核最特异的方法。

39.解析：肾盂肾炎病人尿常规检查可发现脓尿，每高倍视野白细胞>5个。

40.解析：急性梗阻性化脓性胆管炎的治疗原则是：紧急手术解除胆道梗阻并引流，尽早而有效地降低胆管内压力，积极控制感染和抢救威胁病人生命的休克。

41.解析：再生障碍性贫血可出现全血细胞减少，白细胞、红细胞和血小板均减少。

42.解析：网织红细胞减少提示骨髓功能低下，见于再生障碍性贫血、急性白血病。

43.解析：休克病人，尤其是重症休克病人，肠道缺血发生应激性溃疡，不适合进行营养疗法。

44.解析：急性非淋巴细胞性白血病目前常用标准的化疗诱导缓解方案是DA方案，即柔红霉素和阿糖胞苷。

45.解析：CT检查能显示食管癌向管腔外扩展的范围及淋巴转移情况。

46.解析：蛋白尿是指尿液蛋白量每日超过150mg。

47.解析：运动疗法是肥胖症患儿减轻体重的主要手段。

48.解析：门静脉高压脾功能亢进者白细胞计数下降至 $3 \times 10^9/L$ 以下，血小板计数减少至（70~80）$\times 10^9/L$ 以下，血红蛋白和血细胞比容下降。

49.解析：对可疑宫颈癌病人进行碘试验的目的是筛查早期宫颈癌。

50.解析：非甾体类抗炎药，如阿司匹林，是改善早期类风湿病患儿症状的主要药物。

51.解析：上述病人出现了休克，因此应采取的首要措施是建立静脉通路补充血容量。

52.解析：口服地高辛起效较慢，不适合治疗急性肺水肿。

53.解析：婴幼儿及儿童心脏按压的频率至少100次/分。

54.解析：清蛋白/球蛋白对慢性肝炎和肝硬化的诊断有一定帮助。当比值小于1时为慢性肝炎或肝硬化的特征之一。慢性乙肝、肝硬化时常出现清蛋白减少而球蛋白增加，白球比倒置。

55.解析：烷化剂类抗肿瘤药为一类可以形成碳正离子或亲电性碳原子活性基团的化合物。环磷酰胺可以形成具有烷化能力的活性基团，属烷化剂类。

56.解析：新生儿胎粪吸入性肺炎X线显示：两肺肺纹理增粗伴有肺气肿。

57.解析：重度休克病人由于胃肠道黏膜缺血，可发生应激性溃疡，不属于营养疗法的适应证。

58.解析：ERCP可明确壶腹癌的诊断。

59.解析：强心苷类治疗小儿心力衰竭时，当出现室性心律失常时，提示洋地黄中毒，须立即停药。

60.解析：早期确定营养不良的重要检查是胰岛素样生长因子水平的测定。

61.解析：胎膜早破病人应立即取左侧卧位或平卧位并抬高臀部，以免胎儿宫内缺氧窒迫。

62.解析：病人极度口渴，血清钠高于正常，考虑为高渗性脱水，因此应给予5%葡萄糖或0.45%低渗盐水。

63.解析：外阴损伤的处理原则是止血、止痛、防治感染和抗休克，不需要阴道填塞止血。

64.解析：维生素D缺乏性佝偻病初期（早期）多见于3个月以内小婴儿，主要表现为非特异性神经精神症状，如易激惹、烦躁、睡眠不安、夜间啼哭。常伴与室温季节无关的多汗，尤其头部多汗而刺激头皮，致婴儿常摇头擦枕，出现枕秃。

65.解析：根据病人子宫体软，血液凝固可判断病人出血是由宫缩乏力引起，其处理措施为加强宫缩。

66.解析：根据题干信息可判断患儿发生了病理性黄疸，为明确诊断应检查患儿的血清胆红素。

67.解析：子宫颈刮片细胞学检查是普查宫颈癌最常用的方法。

68.解析：血肌酐主要反映的是肾功能的情况，对甲亢的诊断意义不大。

69.解析：根据题干信息可判断病人发生了张力性气胸，合并休克，因此应立即进行胸膜腔穿刺排气减压。

70.解析：根据题干信息怀疑病人有宫颈癌的可能性，因此应先排除宫颈癌，然后再进行治疗。

71.解析：病人出现全血细胞减少，同时胸骨压痛，考虑为急性白血病。

72.解析：抗Sm抗体（+）是诊断系统性红斑狼疮特异性高的抗体。

73.解析：病人患慢性肾炎出现水肿、高血压，因此应限制钠盐的摄入，给予低盐饮食。

74.解析：病人有慢性肾炎病史，现病情恶化，血肌酐升高，发生了尿毒症，宜进行血液透析排出体内多余的代谢产物。

75.解析：根据病人的响亮、粗糙收缩期吹风样杂音，初步诊断为二尖瓣狭窄，明确诊断最有价值的检查是超声心动图。

76.解析：根据病人症状和体征可判断病人发生了硬膜外血肿，降低颅内压最根本的处理是手术清除颅内血肿。

77.解析：根据病人的症状和体征，考虑病人为膈下脓肿，为明确诊断应首选B超。

78.解析：上述孕妇胎心率170次/分，宫口未开，肩先露。羊水Ⅱ度污染，考虑为胎儿宫内缺氧，因此应立即剖宫产结束分娩。

79.解析：基础代谢率%=（脉率+脉压）－111，即88+（125－80）－111=22%。

80.解析：该病人膀胱内残余尿超过50ml，应考虑手术治疗，首选的手术方法为经尿道前列腺电切术。

81.解析：进行性吞咽困难为食管癌的典型症状。

82.解析：食管癌确诊的方法为食管镜，可以通过食管镜取组织活检明确诊断。

83.解析：病人有左季肋部撞伤史，腹部压痛，移动性浊音阳性，血压低，脉率增快，疑似为脾破裂，最有意义的检查是腹腔穿刺。

84.解析：若腹腔穿刺抽出不凝固血液可确诊为脾破裂。

85.解析：脾破裂会导致低血容量性休克，应快速输血补液抗休克，同时紧急手术止血。

86.解析：排便习惯改变是结肠癌的早期症状之一，因此应重点询问排便情况。

87.解析：纤维结肠镜检查可取组织活检，明确诊断。

88.解析：患儿人工喂养，面色苍白，血红细胞以小细胞为主，白细胞及血小板正常，最可能的诊断是小细胞低色素性贫血，即营养性缺铁性贫血。

89.解析：营养性缺铁性贫血的首选的治疗方法是口服铁剂。

90.解析：为促进铁剂的利用和吸收，服用铁剂时应避免与牛奶和钙同服。

91.解析：在使用抗生素之前严格无菌操作下取血做血培养，血培养阳性可明确诊断新生儿败血症。

92.解析：胃液振荡试验有助确诊新生儿肺透明膜病，泡沫多者可排除本病。

93.解析：颅盖骨折依靠头颅正侧位X线摄片可以诊断。

94.解析：颅底线形骨折的诊断主要依据临床检查，如出现迟发性典型部位皮肤黏膜淤血斑、脑脊液漏、颅神经损伤等。

95.解析：对脑水肿的病人应限制钠盐的摄入。

96.解析：肾衰竭时慎用含钾的药物。

97.解析：脑电图是确诊癫痫最重要的检查手段。

98.解析：为明确癫痫的病因应做CT和MRI检查。

99.解析：不协调性宫缩乏力的处理原则是调节子宫收缩，恢复其极性。给予强镇静剂哌替啶100mg、吗啡10~15mg肌注或地西泮10mg静脉推注，使产妇充分休息，醒后不协调性宫缩多能恢复为协调性宫缩。在宫缩恢复为协调性之前，严禁应用缩宫素。

100.解析：发现明显头盆不称，应在临产后及时行剖宫产术。

2024
护理学（师）
单科 一次过

相关专业知识 全真模拟试卷与解析

全真模拟试卷（五）

全国卫生专业技术资格考试研究专家组　编写

中国健康传媒集团

中国医药科技出版社

内 容 提 要

本书根据最新考试大纲要求，通过分析历年考试真题，并在研究命题规律的基础上精心编写而成。供考生进行模拟自测，梳理对知识点的掌握程度，顺利通关考试。本套试卷分为试题和答案及解析两大部分，以便学生自测后核对答案更加方便。试卷中题型、题量及题目难易程度与考试真题保持高度一致，考生根据自己未通过的科目选择相应的试卷即可。

图书在版编目（CIP）数据

护理学（师）单科一次过全真模拟试卷与解析. 相关专业知识 / 全国卫生专业技术资格考试研究专家组编写 . —北京：中国医药科技出版社，2023.9

（护考应急包）

ISBN 978-7-5214-3878-9

Ⅰ.①护…　Ⅱ.①全…　Ⅲ.①护理学–资格考试–题解　Ⅳ.①R47-44

中国国家版本馆 CIP 数据核字（2023）第 074551 号

美术编辑　陈君杞

版式设计　南博文化

出版　**中国健康传媒集团** | 中国医药科技出版社

地址　北京市海淀区文慧园北路甲 22 号

邮编　100082

电话　发行：010-62227427　邮购：010-62236938

网址　www.cmstp.com

规格　889×1194mm $\frac{1}{16}$

印张　8

字数　285 千字

版次　2023 年 9 月第 1 版

印次　2023 年 9 月第 1 次印刷

印刷　北京紫瑞利印刷有限公司

经销　全国各地新华书店

书号　ISBN 978-7-5214-3878-9

定价　25.00 元

获取新书信息、投稿、为图书纠错，请扫码联系我们。

试题部分

一、以下每一道考题下面都有A、B、C、D、E五个备选答案。请从中选择一个最佳答案，并在答题卡上将相应题号的相应字母所属的方框涂黑。

1.休克的治疗原则中首要的是
　A.维护肾功能
　B.控制感染
　C.维护心功能
　D.纠正酸中毒
　E.扩容

2.淋巴细胞增多见于
　A.化脓菌感染
　B.皮肤病
　C.病毒感染
　D.寄生虫病
　E.支气管哮喘

3.治疗心绞痛作用最快最有效的药物是
　A.硝苯地平
　B.普萘洛尔
　C.硝酸甘油
　D.哌替啶
　E.吗啡

4.严重呕血病人应暂禁食
　A.8~24小时
　B.1~2小时
　C.6~8小时
　D.4~6小时
　E.2~4小时

5.决定心脏病病人是否妊娠的依据是
　A.治疗情况
　B.心功能分级
　C.心脏病的种类
　D.家族史
　E.生育史

6.一旦出现咯血窒息时应首先
　A.进行人工呼吸
　B.清除呼吸道内血块
　C.注射止血剂
　D.输血
　E.加压吸氧

7.缓解心绞痛最有效的药物是
　A.阿司匹林肠溶片
　B.地西泮
　C.复方丹参滴丸
　D.硝苯地平
　E.硝酸甘油

8.诊断心肌梗死时，血清酶检查的指标<u>不包括</u>
　A.肌酸磷酸激酶同工酶
　B.碱性磷酸酶
　C.乳酸脱氢酶
　D.谷草转氨酶
　E.肌酸磷酸激酶

9.一高血压病人，56岁，发生广泛前壁急性心肌梗死3小时入院。请问下列哪种情况禁忌溶栓治疗
　A.年龄大于60岁
　B.伴发急性左心衰竭
　C.3年前做过胆囊切除术
　D.血压180/115mmHg
　E.室性早搏二联律

10.质子泵抑制剂治疗消化性溃疡的作用机制是
　A.降低基础胃酸分泌及刺激后胃酸分泌
　B.与溃疡面结合形成防酸屏障
　C.与盐酸作用形成盐和水
　D.抑制壁细胞分泌H^+的H^+，K^+-ATP酶
　E.阻止组胺与其H_2受体相结合

11.开放性骨折最重要的治疗措施是
　A.镇静止痛
　B.及时复位固定
　C.及时使用TAT
　D.早期彻底清创，使用抗生素
　E.心理护理

12.乳癌淋巴转移的最常见部位是
　A.肝脏部位
　B.胸骨旁
　C.锁骨上
　D.锁骨下
　E.腋窝

13.急性原发免疫性血小板减少症的血小板计数一般
　A.$<60 \times 10^9/L$
　B.$<50 \times 10^9/L$

1

C.<40×10⁹/L

D.<30×10⁹/L

E.<20×10⁹/L

14.一病人因牙龈及全身皮肤出血而就医。化验：血红蛋白100g/L，红细胞3.2×10¹²/L，白细胞2.0×10⁹/L；血小板20×10⁹/L；骨髓检查：增生不良。应考虑为

A.脾功能亢进

B.原发免疫性血小板减少症

C.急性白血病

D.慢性再生障碍性贫血

E.急性再生障碍性贫血

15.急性出血坏死型胰腺炎病人不会出现

A.腹痛

B.腹胀

C.抽搐

D.休克

E.低血糖

16.关于对ARDS病人的治疗原则，**错误**的是

A.加大补液量

B.加强营养支持

C.使用有效抗生素

D.选用呼吸末正压通气

E.延长机械通气时间

17.产程划分中，活跃期是指

A.从宫颈口全开至胎儿娩出

B.从规律宫缩至胎儿娩出

C.从宫颈扩张3cm至宫口全开

D.从规律宫缩至子宫颈扩张3cm

E.从规律宫缩开始至宫口全开

18.诊断感染性心内膜炎最重要的辅助检查是

A.免疫学检查

B.血培养

C.X线检查

D.超声心动图

E.心电图

19.房颤病人的异位心律失常，护士在进行电复律治疗时的操作，**错误**的是

A.非同步电除颤

B.电极涂抹足够的导电糊

C.放电时抢救人员离开床沿

D.电极放置位置正确

E.绝对卧床、保暖

20.属于血液系统监护检查的是

A.血氨

B.血糖

C.血小板

D.血肌酐

E.血尿素氮

21.关于上腹部手术的备皮范围，**错误**的是

A.下至髂前上棘连线

B.左侧至腋后线

C.右侧至腋后线

D.下至耻骨联合

E.上自乳头连线

22.病人，女性，45岁，感染性休克，处于DIC早期，行肝素抗凝治疗，在用药前要测定

A.红细胞比积

B.红细胞计数

C.白细胞计数

D.出血时间

E.凝血时间

23.肾移植术前，组织配型的检查项目**不包括**

A.淋巴细胞毒性试验

B.混合淋巴细胞培养

C.3P试验

D.HLA抗原

E.ABO血型

24.确诊肿瘤最可靠的检查方法是

A.核素扫描

B.内镜

C.病理

D.X线

E.B超

25.关于颅内高压病人的处理措施，**错误**的是

A.呼吸不畅可行气管切开

B.限制液体入量

C.应用脱水剂

D.便秘时高压灌肠

E.密切观察病情变化

26.病人，男性，26岁，因颅脑外伤昏迷入院，当病人出现清醒后又再次昏迷，其有效的处理是

A.应用肾上腺皮质激素

B.给氧

C.手术

D.脱水

E.降温

27.患儿，女，8岁，在颈前中线出现一球形囊性肿块，光滑。边界清楚，伸舌时能牵动，无痛苦，考虑为

A.恶性淋巴瘤

B.甲状舌管囊肿

C.颈淋巴结核

D.淋巴结转移癌

E.甲状腺腺癌

28.对张力性气胸的现场抢救，首先应

A.快速输液、吸氧

B.胸腔穿刺排气

C.人工呼吸

D.闭式胸膜腔引流

E.厚敷料加压包扎

29.病人，男性，58岁。肺癌术后化疗，当血白细胞降至3.5×10^9/L（3500/mm³），首先要

A.减少抗癌药量

B.少量输血

C.加强营养

D.停用化疗药

E.用生血药

30.筛查食管癌简单易行的方法是

A.钡餐X线检查

B.食管拉网脱落细胞学检查

C.食管镜

D.MRI

E.CT

31.病人，男性，36岁。溃疡病合并瘢痕性幽门梗阻，为减轻黏膜水肿，术前应

A.持续胃肠减压

B.灌肠

C.胃液分析

D.输血

E.每晚温盐水洗胃

32.病人，女性，50岁。因内痔住院治疗，经检查发现直肠后正中位有一痔核，在截石位是

A.12点

B.9点

C.6点

D.4点

E.3点

33.对诊断原发性肝癌具有较高特异性的检查是

A.选择性肝动脉造影

B.血清甲胎蛋白测定

C.放射性核素肝扫描

D.B超

E.CT

34.病人，女性，55岁，有胆石症多年，3天前因急腹痛、寒战、高热、黄疸来门诊治疗，无好转，现神志不清，血压10.6/6.7kPa（80/50mmHg），考虑为

A.急性梗阻性化脓性胆管炎

B.胆总管结石

C.急性胰腺炎

D.急性胆囊炎

E.胆道蛔虫病伴感染

35.放置"T"管的适应证是

A.胆道结石病人

B.胆总管探查术后

C.胆道蛔虫病

D.胆囊造瘘术后

E.胆囊切除术后

36.病人，男性，56岁。近1个月来腹部隐痛，食欲缺乏，消瘦，乏力，全身黄染，瘙痒。查体：腹软，右上腹轻压痛，可触及包块，肝肋下5cm，质中；胆囊及脾脏未触及。初步诊断应考虑是

A.横结肠癌

B.胰头及壶腹癌

C.胆囊癌

D.肝癌

E.胃癌

37.病人，男性，42岁，因尿痛，血尿入院，经检查为初始血尿，考虑病变在

A.后尿道

B.前尿道

C.膀胱

D.输尿管

E.肾

38.诊断膀胱癌最可靠的方法是

A.膀胱镜检查

B.MRI检查

C.膀胱触诊

D.CT检查

E.B超检查

39.患儿，男性，8岁，胫骨中段骨折。拆除石膏绷带后发现小腿肌萎缩，膝关节屈伸范围变小，应考虑为

A.神经损伤

B.关节强直

C.关节僵硬

D.缺血性肌挛缩

E.骨化性肌炎

40.B超显像检查，妊娠几周可见到妊娠环

A.6周

B.5周

C.4周

D.3周

E.2周

41.符合绞窄性肠梗阻的辅助检查结果是

A.X线腹部平片可见多个阶梯状排列的气液平面

B.直肠指检时指套染血

C.尿比重降低

D.血红细胞和中性粒细胞正常

E.血红蛋白值降低

42.目前治疗脑水肿的脱水剂首选

A.50%葡萄糖

B.地塞米松

C.25%山梨醇

D.20%甘露醇

E.呋塞米

43.肝后型门静脉高压症的病因包括

A.肝炎后肝硬化

B.肝外门静脉血栓形成

C.肝门区肿瘤压迫

D.布－加综合征

E.血吸虫病肝硬化

44.治疗慢性肾炎所致的容量依赖性高血压首选的药物是

A.替米沙坦

B.卡托普利

C.硝苯地平

D.普萘洛尔

E.氢氯噻嗪

45.枕左前位胎头入盆衔接时的径线是

A.枕颏径

B.双顶径

C.双颞径

D.枕额径

E.枕下前囟径

46.胎盘附着面的子宫内膜完全修复需到产后

A.6周

B.5周

C.4周

D.3周

E.2周

47.新生儿出生后体重下降，能恢复到出生时体重的时间是

A.15~21天

B.11~14天

C.7~10天

D.4~6天

E.2~3天

48.诊断前置胎盘最可靠且安全的方法是

A.听诊下腹部可闻及胎盘杂音

B.阴道内诊

C.B超检查

D.肛查

E.X线腹部平片

49.妊娠合并病毒性肝炎，临近产期有出血倾向可用

A.维生素D

B.卡巴克洛（安络血）

C.维生素C

D.维生素K

E.缩宫素

50.单纯扁平骨盆，骨盆外测量小于正常值的径线是

A.坐骨结节间径

B.髂嵴间径

C.髂棘间径

D.骶耻外径

E.骶耻内径

51.胎膜早破的诊断不包括

A.羊水涂片染色可见毳毛

B.阴道排液酸碱试纸检查呈弱酸性

C.羊水涂片镜检可见羊齿状结晶

D.宫缩时肛查触不到前羊膜囊

E.阴道持续性流液

52.足月儿，产钳助产娩出，出生时全身皮肤苍白，呼吸微弱，心率30次/分，肌张力松弛。生后首先应采取的措施是

A.弹足底或刺激皮肤引起啼哭

B.注射5%碳酸氢钠和呼吸兴奋剂

C.清除口鼻腔分泌物

D.胸外心脏按压

E.面罩给氧

53.病人，男性，48岁，门静脉高压症入院拟行手术治疗，病人术前一般不放胃管，是为了

A.防止胃液丢失

B.防止出血

C.以免引起呕吐

D.以免引起恶心

E.减少插管的痛苦

54.病人，女性，40岁，因严重感染入院。查体：T 39.5℃，P 90次/分，R 25次/分，BP 116/80mmHg，血

气分析：PaO₂55mmHg，PaCO₂30mmHg。首先考虑为

A.急性心力衰竭

B.急性肝衰竭

C.弥散性血管内凝血

D.急性呼吸窘迫综合征

E.急性肾衰竭

55.葡萄胎清宫术前备用物品不需要准备

A.大号吸管

B.抢救药品及物品

C.雌激素制剂

D.催产素

E.配血备用

56.病人，女性，40岁，月经量增多，月经周期缩短2年。妇科检查，子宫增大约妊娠3个月大小，质硬，凹凸不平，双附件（−），最可能的诊断是

A.围绝经期

B.子宫肌瘤

C.子宫颈癌

D.子宫内膜癌

E.功能失调性子宫出血

57.子宫脱垂是指子宫颈外口达

A.骶尾骨以下

B.坐骨棘水平以下

C.坐骨棘水平以上

D.坐骨结节水平以下

E.坐骨结节水平以上

58.诊断女性不孕的病因检查，下列最有价值的项目是

A.腹腔镜检查

B.宫腔镜腹腔镜联合检查

C.子宫输卵管碘油造影

D.内分泌检查

E.超声检查

59.口服避孕药的作用正确的是

A.改变宫腔内环境

B.抑制排卵

C.影响精子获能

D.使宫颈黏液变稀薄，不利于精子通过

E.使子宫内膜发生无菌性炎症反应

60.病人，女性，30岁，G₂P₁，妊娠60天需终止妊娠，最常用的方法是

A.药物流产

B.利凡诺羊膜腔内注射

C.静脉滴注催产素

D.吸宫术

E.钳刮术

61.控制小儿风湿热复发首选的药物是

A.长效青霉素

B.阿司匹林

C.链霉素

D.氯霉素

E.红霉素

62.麻疹的隔离期是

A.隔离至疹退后14天

B.隔离至疹退后10天

C.隔离至疹退后5天

D.隔离至出疹后10天

E.隔离至出疹后5天

63.结核性脑膜炎脑脊液的典型改变是

A.蛋白升高

B.糖和氯化物同时降低

C.白细胞分类以淋巴细胞为主

D.白细胞升高

E.外观透明或毛玻璃样

64.控制子痫的首选药物是

A.氢氯噻嗪（双氢克尿噻）

B.20%甘露醇

C.肼酞嗪

D.硫酸镁

E.冬眠Ⅰ号

65.孕妇，孕38周，突然感到剧烈腹痛伴有少量阴道流血。检查：血压20/14.6kPa（150/110mmHg），子宫似足月妊娠大小，硬如木板、有压痛，胎位不清，最大的可能是

A.不完全性子宫破裂

B.胎盘早期剥离

C.前置胎盘

D.临产

E.早产

66.有关妇科双合诊检查，错误的是

A.是妇科最常用检查方法

B.用具一定消毒，防止交叉感染

C.适用于所有妇科病人

D.取膀胱截石位

E.先排空膀胱

67.病人，女性，28岁，停经12周，阴道不规则流血10余天，量不多，呈暗红色，血中伴有小水泡状物。妇科检查：BP150/90mmHg，子宫前倾，如孕4个月大，两侧附件可触到鹅卵大、囊性、活动良好、表面光滑

的肿物。考虑为

A.葡萄胎

B.先兆流产

C.妊娠合并卵巢囊肿

D.妊娠合并子宫肌瘤

E.双胎妊娠

68.某孕妇，停经40天，下腹部阵发性腹痛及阴道流血1天。量多伴有血块。妇科检查：子宫稍大，宫口有胚胎组织堵塞。最有效的紧急止血措施是

A.纱布填塞阴道，压迫止血

B.注射止血药

C.输血

D.刮宫术

E.腹部压迫，排出胚胎组织

二、以下提供若干个案例，每个案例下设若干道考题，请根据所提供的信息，在每一道考题下面的A、B、C、D、E五个备选答案中选择一个最佳答案，并在答题卡上将相应题号的相应字母所属的方框涂黑。

（69~71题共用题干）

病人，女性，26岁，自去年冬季以来每日发生空腹痛，进食后疼痛缓解。平时伴恶心、打嗝、反酸，查体：剑突右侧有局限压痛，无反跳痛。

69.该病人可能诊断为

A.食管憩室

B.十二指肠溃疡

C.胃溃疡

D.慢性胃窦炎

E.急性胃炎

70.作何种检查可以确诊

A.化验血常规

B.B超

C.CT

D.胃镜

E.化验胃酸

71.目前认为是何种细菌感染

A.幽门螺杆菌

B.化脓球菌

C.肺炎球菌

D.铜绿假单胞菌

E.链球菌

（72~73题共用题干）

病人，女性，66岁，因肺炎住院，既往有慢性肺源性心脏病病史，输液过程中突然出现呼吸困难、气促、咳嗽、咳出粉红色泡沫样痰。

72.考虑病人发生了

A.肺不张

B.支气管哮喘

C.肺气肿

D.右心衰竭

E.急性肺水肿

73.下列急救措施中，正确的是

A.采取左侧卧位和头低足高位

B.给予利尿剂

C.给予血管收缩药

D.给予呼吸兴奋剂

E.继续输液

（74~76题共用题干）

病人，男性，33岁，长期大量饮酒、暴饮暴食，昨天于酗酒后上腹剧烈疼痛并向腰部放射阵发加剧，T 38.8℃，BP 80/50mmHg。

74.如怀疑是急性胰腺炎可做哪项检查

A.血沉

B.血磷酸肌酸激酶

C.血淀粉酶

D.血肌酐

E.血清转氨酶

75.病人出现T 38.8℃，BP 80/50mmHg的原因是

A.上感

B.出血坏死

C.伴胃溃疡

D.食管静脉破裂

E.合并感染

76.病人禁食、禁饮水的原因是

A.避免腹水发生

B.减轻腹胀

C.减轻疼痛

D.减少胃酸，胰液分泌

E.避免胃炎

（77~78题共用题干）

病人，女性，30岁。发育良好。婚后2年未孕，经检查基础体温双相，子宫内膜病理为分泌期改变。男方精液常规检查为正常。

77.该病人需要做的进一步检查是

A.B超监测卵泡发育

B.腹腔镜检查

C.阴道镜检查

D.女性激素测定

E.输卵管通畅检查

78.上述检查发现有异常，应采用的治疗方案是

A.服己烯雌酚

B.输卵管通畅治疗

C.抗感染治疗

D.氯米芬促排卵

E.异常部位送病理活检

（79~80共用题干）

某新生儿家长向护士咨询如何服用维生素D预防佝偻病，护士的正确回答是

79.小儿开始服用维生素D的时间是

A.生后半年

B.生后4月

C.生后2月

D.生后2周

E.生后立即

80.每日服用维生素D的剂量是

A.1000IU

B.400IU

C.300IU

D.200IU

E.100IU

三、以下提供若干组考题，每组考题共用A、B、C、D、E五个备选答案。请从中选择一个与问题关系最密切的答案，并在答题卡上将相应题号的相应字母所属的方框涂黑。某个备选答案可能被选择一次、多次或不被选择。

（81~84题共用备选答案）

A.大量管型尿

B.血红蛋白<110g/L

C.柏油样便

D.尿中白细胞>5个/高倍镜视野

E.尿酮体（+）

81.泌尿系感染可发现

82.上消化道出血可发现

83.酮症酸中毒可发现

84.成年女性贫血可发现

（85~86题共用备选答案）

A.消化与吸收功能障碍，病情严重者

B.休克晚期DIC病人

C.急性肾衰、水中毒

D.消化道功能基本正常，病情严重而不能进食者

E.长期禁食、低钾血症

85.经胃肠营养支持适宜

86.经全胃肠外营养支持适宜

（87~89共用备选答案）

A.给予解痉止痛

B.胆囊造瘘

C.胆囊切除

D.急诊手术留置腹腔引流

E.急诊手术行胆总管引流

87.慢性胆囊炎需要

88.急性重症胆管炎需要

89.坏疽性胆囊炎胆囊穿孔，病情危重需要

（90~92题共用备选答案）

A.稀脓性，有臭味液体

B.黄色浑浊状，无臭味液体

C.粪臭味液体

D.不凝固血液

E.血性液体

90.急性化脓性阑尾炎腹腔穿刺液

91.胃溃疡穿孔时腹腔穿刺液

92.肝、脾破裂腹腔穿刺液

（93~94题共用备选答案）

A.肾绞痛

B.镜下血尿

C.膀胱刺激症状

D.排尿困难

E.尿流突然中断

93.膀胱结石的典型症状是

94.输尿管结石梗阻时会出现

（95~97题共用备选答案）

A.产后6周

B.产后4~6周

C.产后3~4周

D.产后3周

E.产后10天

95.除胎盘附着处外，子宫腔表面内膜修复所需时间为

96.正常产褥期的时间为

97.产后子宫进入盆腔，在腹部摸不到宫底的时间为

（98~100题共用备选答案）

A.妊娠42周以后分娩

B.妊娠满37周不满42周分娩

C.妊娠满37周不满40周分娩

D.妊娠满28周不满37周分娩

E.妊娠28周以前分娩

98.早产

99.过期产

100.足月产

答案与解析

序号	1	2	3	4	5	6	7	8	9	10
答案	E	C	C	A	B	B	E	B	D	D
序号	11	12	13	14	15	16	17	18	19	20
答案	D	E	E	E	E	A	C	B	A	C
序号	21	22	23	24	25	26	27	28	29	30
答案	A	E	C	C	D	C	B	B	D	B
序号	31	32	33	34	35	36	37	38	39	40
答案	E	C	A	B	B	B	B	A	C	D
序号	41	42	43	44	45	46	47	48	49	50
答案	B	D	D	B	D	A	C	C	D	D
序号	51	52	53	54	55	56	57	58	59	60
答案	B	C	B	D	C	B	B	C	B	B
序号	61	62	63	64	65	66	67	68	69	70
答案	A	E	B	D	B	C	A	D	B	D
序号	71	72	73	74	75	76	77	78	79	80
答案	A	E	B	C	B	D	E	B	D	B
序号	81	82	83	84	85	86	87	88	89	90
答案	D	C	E	B	D	A	C	E	D	C
序号	91	92	93	94	95	96	97	98	99	100
答案	B	D	E	A	D	A	E	D	A	B

1.解析：休克的本质是有效血容量的减少，故在休克的治疗原则中，首要的是扩容。

2.解析：淋巴细胞病理性增多见于：①感染性疾病：主要为病毒感染；②血液病：急慢性淋巴细胞白血病，淋巴瘤等。

3.解析：硝酸甘油是治疗心绞痛作用最快、最有效的药物。

4.解析：如为消化性溃疡引起的严重呕血，可在止血后24小时给予温流质饮食；食管－胃底静脉曲张破裂出血者，需禁食时间较长，一般于出血停止48~72小时后可先给予半量冷流质饮食。

5.解析：心脏病变较轻、分娩期心功能Ⅰ~Ⅱ级者可选择阴道分娩，而心功能Ⅲ~Ⅳ级者以择期剖宫产为宜，一般心功能在Ⅲ~Ⅳ级，或有过心力衰竭史、有活动性风湿热、心房颤动、高度房室传导阻滞、肺动脉高压、心内膜有活动性炎症，明显发绀者均不宜妊娠。

6.解析：病人一旦出现咯血窒息，应立即置病人于头低足高位，轻拍背部以利血块排出，保持呼吸道通畅。

7.解析：硝酸酯类药物（硝酸甘油）为最有效的抗心绞痛药物之一，作用迅速，通过扩张全身的小静脉，减少心脏的前负荷，降低心肌耗氧量而缓解心绞痛。

8.解析：在急性心肌梗死时血清心肌酶出现肌酸磷酸激酶同工酶、肌酸磷酸激酶、天冬氨酸氨基转移酶（旧称谷草转氨酶）、乳酸脱氢酶升高，其中肌酸磷酸激酶是出现最早、恢复最早的酶。

9.解析：溶栓治疗的禁忌证为：糖尿病视网膜病变、活动性消化性溃疡、严重高血压未能控制血压>160/110mmHg和严重肝、肾功能障碍等。

10.解析：质子泵抑制剂是最强的胃酸抑制剂，可抑制壁细胞分泌H^+的最后环节H^+、K^+-ATP酶（质子泵），减少胃酸分泌。

11.解析：开放性骨折的治疗原则包括：清创、骨折固定、伤口闭合及使用抗生素等。

12.解析：乳癌通过淋巴转移至同侧腋窝淋巴结。

13.解析：急性ITP血小板低于$20×10^9$/L，慢性ITP在（30~80）$×10^9$/L。

14.解析：再生障碍性贫血为骨髓造血功能衰竭所致的一类贫血，表现为全血细胞减少。上述病人全血细胞减少，无肝脾淋巴结肿大，因此考虑为急性再生障碍性贫血。

15.解析：急性胰腺炎病人由于胰腺出血、坏死，胰岛细胞分泌胰岛素减少，病人通常出现高血糖。

16.解析：ARDS应采取适度的液体管理，实施限制性液体管理（通过利尿和限制补液，保证液体负平衡，每天500ml左右），以最低有效循环血容量维持循环功能。

17.解析：活跃期是指从宫颈扩张3cm至宫口全开。

18.解析：血培养阳性是诊断感染性心内膜炎的最主要证据。

19.解析：房颤的病人应使用同步直流电复律，室颤病人需使用非同步直流电复律。

20.解析：血液系统的监护检查包括血细胞计数及分类、血红蛋白、血小板、红细胞比容、出凝血时间、凝血酶原时间、纤维蛋白原及3P试验等。

21.解析：上腹部手术备皮范围为上起乳头连线，下至耻骨联合，两侧至腋后线。

22.解析：肝素用药前应测定凝血时间，用药后2h再次测定凝血时间。如凝血时间短于12分钟，提示肝素剂量不足；若超过30分钟提示过量。

23.解析：3P试验为凝血功能检查，不属于组织配型检查。

24.解析：病理学检查是肿瘤定性诊断时最可靠的检查方法。

25.解析：便秘时高压灌肠可加重颅内压增高，因此颅内压增高的病人禁忌高压灌肠，便秘时可使用缓泻剂或低压小量灌肠。

26.解析：病人伤后昏迷出现"中间清醒期"，提示为硬脑膜外血肿，应立即手术清除血肿。

27.解析：甲状舌管囊肿多见于15岁以下儿童，表现为颈前区中线、舌骨下方出现圆形囊性肿块，边界清楚，表面光滑，有囊性感，无压痛，不与皮肤粘连，随伸缩舌上下移动。

28.解析：张力性气胸的裂口或伤口与胸膜腔相通，且形成活瓣，患侧胸膜腔内压力进行性增高，对肺的压迫和对纵隔的推移越来越大，造成严重呼吸及循环功能障碍，故应紧急穿刺排气，然后行闭式胸膜腔引流。

29.解析：化疗药可抑制骨髓造血功能，当病人白细胞降至$3.5×10^5$/L（3500/mm³）时应及时停药。

30.解析：食管拉网脱落细胞学检查阳性率可达90%，适用于食管癌筛查。

31.解析：溃疡病合并瘢痕性幽门梗阻病人术前3天用温盐水洗胃，可消除胃黏膜水肿，促进术后吻合口愈合。

32.解析：假设肛门周围是一个时钟，而病变部位则为时针所指的部位。本病例中病人取截石位时，痔核所指方向应为正下方，因此正确答案为6点。

33.解析：血清甲胎蛋白（AFP）检测可用于肝癌普查，有助于发现无症状的早期病人，如AFP呈持续阳性或定量>500μg/L，并排除妊娠、活动性肝病、生殖腺胚胎性肿瘤等，应高度怀疑为肝细胞癌。

34.解析：病人出现腹痛、寒战、高热、黄疸，之后又出现神志不清，休克症状，出现雷诺五联征的表现，应考虑为急性梗阻性化脓性胆管炎。

35.解析：放置T管的主要目的是引流胆汁和支撑胆道，胆总管探查术后需放置T型管引流胆汁和支撑胆道。

36.解析：该病人近1个月来腹部隐痛，食欲缺乏，消瘦，乏力，全身黄染，瘙痒，符合胰腺癌的表现（上腹部隐痛不适，进行性黄疸）。

37.解析：初始血尿提示出血部位在膀胱颈部或尿道。

38.解析：膀胱镜可直视膀胱内病变情况，了解肿瘤的位置、大小，同时还可做病理检查以了解肿瘤性质。

39.解析：由于骨折后患肢长期固定而缺乏功能锻炼，静脉血和淋巴液回流不畅，患肢组织中有浆液纤维性渗出物和纤维蛋白沉积，同时关节囊及周围肌肉的挛缩，可使关节活动障碍。从本病例特点判断，患儿可能并发了关节僵硬。

40.解析：最早在妊娠第5周超声检查可见增大的子宫轮廓，其中有圆形妊娠环，环内暗区为羊水，其中可见到有节律的胎心搏动和胎动。

41.解析：绞窄性肠梗阻时，直肠指检时染血。

42.解析：脑水肿逐渐加重可使颅内压增高，形成脑疝。因此脑水肿发生后应用20%甘露醇125~250ml快速静脉滴注，每6~8小时一次。

43.解析：肝后型门静脉高压症常见病因包括布加综合征、缩窄性心包炎等。

44.解析：慢性肾炎所致的容量依赖性高血压应首选利尿剂氢氯噻嗪降压。

45.解析：胎头双顶径进入骨盆入口平面，胎头颅骨最低点接近或达到坐骨棘水平称为衔接（入盆）。正常胎儿在子宫内，胎头呈半俯屈状态，以枕额径衔接。

46.解析：胎盘附着部位的子宫内膜修复需6周。

47.解析：新生儿出生后体重会下降5%~10%，一般不超过10%，称为生理性体重下降。在出生后第5天开始恢复，到出生7~10天，体重恢复至出生时的水平。

48.解析：B超检查是前置胎盘最安全、有效的检查方法。

49.解析：临近产期有出血倾向时应使用促进凝血的药物，由于妊娠合并病毒性肝炎，其维生素K缺乏，所以应使用维生素K。

50.解析：单纯扁平骨盆主要是骨盆入口平面的前后径线小于正常，所以应该考虑能反映骨盆入口前后径线的一个指标，即骶耻内径和骶耻外径。此处要选择外测量的径线，所以只能选骶耻外径。

51.解析：胎膜破裂后羊水不断从阴道流出，羊水呈弱碱性。

52.解析：新生儿出生后应立即清除口鼻分泌物，保持呼吸道畅通。

53.解析：门静脉高压症手术前一般不放置胃管，以避免引起食管胃底静脉破裂出血。

54.解析：病人有严重感染病史、血气分析结果提示低氧血症，因此考虑该病人为急性呼吸窘迫综合征。

55.解析：葡萄胎子宫大而软，清宫术中可能发生大出血，因此需配血备用并准备好抢救物品；术中需充分扩张宫颈，使用大号吸管，动作轻柔。在宫口扩大后使用缩宫素可减少出血及子宫穿孔。术中无需准备雌激素。

56.解析：此病人子宫增大、质硬，月经量增多，凹凸不平，月经周期缩短，其临床表现符合子宫肌瘤的特点。因此，本题选B。

57.解析：子宫脱垂是指子宫从正常位置沿阴道下降或脱出，当宫颈外口达坐骨棘水平以下，甚至子宫全部脱出阴道口以外。

58.解析：子宫输卵管造影不但能提示输卵管是否通畅，阻塞的部位，还能观察子宫腔形态，是女性不孕病因诊断最有价值的检查项目。

59.解析：口服避孕药的作用机制是抑制排卵和通过增加子宫黏液黏稠度，不利于精子穿透，阻碍受精。

60.解析：药物流产适用于妊娠49天以内者；负压吸引术适用于妊娠10周以内者；钳刮术适用于妊娠11~14周者；妊娠60天应采用吸宫术。

61.解析：控制小儿风湿热复发首选的药物是长效青霉素，每月肌注1次，疗程至少5年。

62.解析：对麻疹患儿宜采取呼吸道隔离，隔离至出疹后5天，有并发症者应隔离至出疹后10天。

63.解析：结核性脑膜炎脑脊液的特点包括脑脊液压力增高，外观透明或毛玻璃样，白细胞总数升高，分类以淋巴细胞为主，蛋白升高等，糖和氯化物同时降低。

64.解析：硫酸镁具有解痉作用，可预防和控制子痫发作，适用于先兆子痫和子痫。

65.解析：根据病人体征及检查发现子宫似足月妊娠大小、硬如木板、有压痛，胎位不清，符合胎盘早期剥离的临床表现。

66.解析：未婚、阴道闭锁或月经期妇女不宜做双合诊检查。

67.解析：停经后阴道流血，且血中有水泡状物，这是葡萄胎的典型表现。葡萄胎病人卵巢常会发生黄素化囊肿。

68.解析：根据题干信息，上述病人为不全流产，因此应钳刮术以清除宫腔内残留组织，迅速止血并控制感染。

69.解析：十二指肠溃疡疼痛规律为疼痛→进食→缓解，上述病人空腹痛，进食后疼痛缓解，因此考虑为十二指肠溃疡。

70.解析：为明确诊断为十二指肠溃疡，需做胃镜检查。

71.解析：目前认为幽门螺杆菌为消化性溃疡的一个重要发病原因。幽门螺杆菌感染破坏了胃的黏膜屏障，使氢离子和胃蛋白酶渗入黏膜，发生自身消化作用，形成溃疡。

72.解析：该病人既往有慢性肺源性心脏病的病史，因输液过程中突然出现呼吸困难、气促、咳嗽、咳出粉红色泡沫样痰，为典型急性肺水肿的表现。

73.解析：一旦发生急性肺水肿，应采取下列治疗措施：①体位：两腿下垂坐位，以减少静脉回流；②高流量吸氧；

③镇静；④快速利尿；⑤应用血管扩张剂；⑥强心剂：西地兰；⑦平喘：静脉滴注氨茶碱；⑧糖皮质激素应用；⑨应用四肢轮流结扎法。根据本题所给出的备选答案，正确选项只有B。

74.解析：急性胰腺炎病人胰淀粉酶溢出胰腺外，迅速吸收入血，造成血淀粉酶升高，故血淀粉酶增加是诊断本病的重要的检查。

75.解析：出血坏死型胰腺炎因胰腺大片坏死，腹腔大量渗出、出血，同时释放的炎症介质舒张血管，造成血容量锐减，出现休克。

76.解析：禁食可以减少胃酸分泌，从而减少胃液进入十二指肠刺激胰液分泌。

77.解析：男方正常，不孕的原因可能在女方，而女方的基础体温和子宫内膜变化结果提示有排卵，其他的原因要考虑是否为输卵管因素或者子宫因素，那么首选的进一步检查应该是输卵管通畅检查。

78.解析：如输卵管检查提示有异常，应进行输卵管通畅治疗。

79.解析：新生儿出生后2周每天服用维生素D 400~800IU，以预防佝偻病。

80.解析：为预防婴儿佝偻病，每天服用维生素D的剂量是400IU，北方、冬季、双胎、早产等可增加至800IU。

81.解析：一般在尿沉渣检查时，白细胞>5个/高倍镜视野为异常，多见于泌尿系感染。

82.解析：成形的黑色便称黑便，稀薄、黏稠、漆黑、发亮的粪便，形似柏油样，称为柏油样便，见于上消化道出血。

83.解析：糖尿病代谢紊乱加重时，脂肪动员和分解加速，形成大量酮体，超过肝外组织的氧化能力时，血酮体升高称为酮血症，尿酮体排出增多称为酮尿。

84.解析：单位容积循环血液中红细胞数、血红蛋白量及血细胞比容低于参考值低限，通常称为贫血。以血红蛋白为标准，成年男性血红蛋白<120g/L，成年女性<110g/L，即可认为有贫血。

85.解析：凡有营养支持指征、有胃肠道功能并可利用的病人都可接受肠内营养支持。D选项中虽然病人病情严重不能进食，但其消化道功能基本正常，因此可通过鼻胃管、鼻肠管、胃造瘘或者空肠造瘘等途径给病人输注营养液。若病人处于体液失衡、出血和凝血功能障碍以及休克时应及时处理，暂缓营养疗法。因此B、C、E选项中病人均暂时不宜接受营养支持。

86.解析：凡不能经口进食超过7天者都是肠外营养支持的适应证。当外科病人出现下列疾病而胃肠道不能充分利用时，可考虑提供肠外营养支持：营养不良；胃肠道功能障碍；因疾病或治疗限制不能经胃肠道摄食或摄入不足；高分解代谢状态，如严重感染、灼伤、创伤或大手术；抗肿瘤治疗期间。A选项中病人长期禁食且有低钾血症，需要提供营养支持。但由于其不能经胃肠道摄入饮食，因此应进行完全胃肠外营养支持。

87.解析：慢性胆囊炎病人通常行胆囊切除术。

88.解析：急性重症胆管炎病人因胆道梗阻继发感染，生命危急，应紧急手术减压。

89.解析：坏疽性胆囊炎胆囊穿孔可导致严重胆汁性腹膜炎，应紧急手术留置腹腔引流。

90.解析：急性化脓性阑尾炎腹腔穿刺液呈粪臭味液体。

91.解析：胃十二指肠溃疡穿孔时腹穿液呈黄色、浑浊、无臭，有时可见食物残渣。

92.解析：肝脾破裂引起的腹腔内出血，腹腔穿刺液呈不凝固血液，因腹膜有去纤维蛋白作用。

93.解析：膀胱结石在排尿时结石会随着尿液流至尿道内口，堵塞尿道内口，出现排尿中断症状。

94.解析：输尿管结石梗阻时会导致输尿管平滑肌痉挛收缩，引起肾绞痛。

95.解析：约于产后3周，除胎盘附着部位外，宫腔表面已为新生的子宫内膜覆盖。

96.解析：从胎盘娩出至产妇除乳腺外全身各器官恢复至非孕期状态的一段时间，称为产褥期，一般为6周。

97.解析：正常产妇，子宫至产后10天降入盆腔内，在耻骨联合上方不能扪及宫底。

98.解析：妊娠满28周及以后的胎儿及其附属物，从临产发动至从母体全部娩出的过程，称为分娩。妊娠满28周至不满37足周（196~258天）分娩者，称为早产。

99.解析：妊娠满42周及以后（294天及以上）分娩者，称为过期产。

100.解析：妊娠满37周至不满42足周（259~293天）分娩者，称为足月产。

2024

护理学（师）

单科 一次过

相关专业知识 全真模拟试卷与解析

全真模拟试卷（六）

全国卫生专业技术资格考试研究专家组　编写

中国健康传媒集团

中国医药科技出版社

内 容 提 要

本书根据最新考试大纲要求，通过分析历年考试真题，并在研究命题规律的基础上精心编写而成。供考生进行模拟自测，梳理对知识点的掌握程度，顺利通关考试。本套试卷分为试题和答案及解析两大部分，以便学生自测后核对答案更加方便。试卷中题型、题量及题目难易程度与考试真题保持高度一致，考生根据自己未通过的科目选择相应的试卷即可。

图书在版编目（CIP）数据

护理学（师）单科一次过全真模拟试卷与解析．相关专业知识 / 全国卫生专业技术资格考试研究专家组编写．—北京：中国医药科技出版社，2023.9

（护考应急包）

ISBN 978-7-5214-3878-9

Ⅰ.①护…　Ⅱ.①全…　Ⅲ.①护理学–资格考试–题解　Ⅳ.①R47-44

中国国家版本馆CIP数据核字（2023）第074551号

美术编辑　陈君杞
版式设计　南博文化

出版　**中国健康传媒集团** | 中国医药科技出版社

地址　北京市海淀区文慧园北路甲22号

邮编　100082

电话　发行：010-62227427　邮购：010-62236938

网址　www.cmstp.com

规格　889×1194mm $\frac{1}{16}$

印张　8

字数　285千字

版次　2023年9月第1版

印次　2023年9月第1次印刷

印刷　北京紫瑞利印刷有限公司

经销　全国各地新华书店

书号　ISBN 978-7-5214-3878-9

定价　25.00元

获取新书信息、投稿、为图书纠错，请扫码联系我们。

试题部分

一、以下每一道考题下面都有A、B、C、D、E五个备选答案。请从中选择一个最佳答案，并在答题卡上将相应题号的相应字母所属的方框涂黑。

1.巴宾斯基征阳性的表现是
  A.病人俯卧位，下肢自然伸直，托起病人头部前屈时，病人两下肢发生不自主的屈曲
  B.足部姆趾背伸，其余四趾呈扇形展开
  C.病人仰卧位，一侧髋关节屈成直角，小腿抬高，膝关节伸达135°以内出现抵抗或疼痛
  D.股四头肌收缩，小腿伸展
  E.腹壁肌立即收缩

2.肝炎病人出现眼结膜黄染的原因是
  A.红细胞破坏
  B.血中胆红素增高
  C.血中氧含量增高
  D.血中二氧化碳增高
  E.血肿胆固醇增高

3.查血见白细胞核左移应考虑的是
  A.感染严重
  B.缺氧严重
  C.转向白血病
  D.病已痊愈
  E.病情好转

4.手术治疗胃十二指肠溃疡的适应证**不包括**
  A.经常反酸
  B.癌变
  C.并发瘢痕性幽门梗阻
  D.并发大出血
  E.急性穿孔

5.心电图检查不能反映的是
  A.瓣膜病变
  B.心肌受损
  C.心肌坏死
  D.心肌供血不足
  E.心律失常

6.治疗慢性再生障碍性贫血的首选药是
  A.雌激素
  B.雄激素
  C.造血因子

  D.免疫抑制剂
  E.糖皮质激素

7.诊断脑出血首选的检查项目是
  A.脑电图
  B.电生理检查
  C.MRI
  D.CT
  E.脑脊液检查

8.以非手术治疗为主的乳房疾病是
  A.乳腺囊性增生病
  B.乳管内乳头状瘤
  C.乳腺纤维腺瘤
  D.二期乳癌
  E.一期乳癌

9.胆总管探查术后、拔除T型管的时间至少术后
  A.28天
  B.21天
  C.14天
  D.7天
  E.3天

10.诊断关节脱位最可靠的方法是
  A.X线检查
  B.功能障碍
  C.局部压痛
  D.疼痛
  E.外伤史

11.肝性脑病病人经治疗神志恢复后可逐渐给予蛋白质饮食，最适宜的选择是
  A.每日蛋白质在40g以上
  B.植物蛋白质
  C.碳水化合物
  D.蔬菜、水果
  E.动物蛋白质

12.肾盂肾炎尿中白细胞数每高倍镜视野应大于
  A.7个
  B.6个
  C.5个
  D.4个
  E.3个

1

13. 某女性病人因发热、腰痛、尿频、尿急、尿痛就医，确诊为急性肾盂肾炎，尿化验的特点是
    A.尿白细胞，5个/HP
    B.蛋白（++）
    C.蜡样管型
    D.大量红细胞
    E.颗粒管型（++）

14. 病人，女性，26岁。近半年来全身乏力，低热、关节疼痛。免疫学检查：抗Sm抗体阳性，应考虑是
    A.先天性关节畸形
    B.慢性关节炎
    C.系统性红斑狼疮
    D.皮肌炎
    E.类风湿关节炎

15. 脑血栓做溶栓治疗一般是在发病后的
    A.24小时内
    B.12小时内
    C.6小时内
    D.3小时内
    E.1小时内

16. 洋地黄中毒时病人心率为50次/分，首选的治疗药物是
    A.肾上腺素
    B.阿托品
    C.氯化钾
    D.利多卡因
    E.苯妥英钠

17. 病人，女性，60岁。自述突然心慌胸闷。查体：心率120次/分，脉率110次/分，且心律不齐，心音强弱不等。考虑为
    A.心房颤动
    B.心室颤动
    C.窦性心动过速
    D.室上性心动过速
    E.室性心动过速

18. 皮肤苍白的贫血病人就诊，护士检查时最能反映贫血的部位是
    A.睑结膜、指甲、口唇
    B.颈部皮肤及舌面
    C.耳郭皮肤
    D.手背皮肤及口腔黏膜
    E.面颊皮肤及上腭黏膜

19. 麻醉前准备**不包括**
    A.手术前备皮

B.麻醉用具及药物的准备
C.纠正病人生理功能紊乱
D.了解病人各系统功能
E.进行心理护理

20. 能对肾功能进行监测的是
    A.3P试验
    B.凝血酶原时间
    C.中心静脉压
    D.黄疸指数
    E.血尿素氮

21. 血清清蛋白显著降低应考虑
    A.贫血
    B.哮喘
    C.支气管炎
    D.肺炎
    E.肝硬化

22. 颅内压增高明显时应避免
    A.颅脑多普勒检查
    B.脑血管造影
    C.腰椎穿刺
    D.MRI检查
    E.CT检查

23. 洋地黄中毒的主要表现**不包括**
    A.视力模糊
    B.黄视或绿视
    C.水肿，蛋白尿
    D.室性早搏
    E.恶心、呕吐

24. 病人，女性，52岁。反复呕吐，不能进食3日，今日软弱无力，腹胀难忍，膝腱反射减弱，心电图T波低平，出现U波，诊断为
    A.脱水
    B.碱中毒
    C.酸中毒
    D.高钾血症
    E.低钾血症

25. 粒细胞核左移提示
    A.酸中毒
    B.感染严重
    C.失血
    D.脱水
    E.过敏

26. 测定人体是否感染过结核菌，最有效的方法是
    A.痰结核菌检查

B.CT检查

C.X线检查

D.PPD试验

E.纤维支气管镜检查

27.重症肺炎患儿静脉输注抗生素，用药时间应持续至体温正常后

  A.8~10天

  B.5~7天

  C.3~5天

  D.3~4天

  E.1~2天

28.病人，男性，25岁青年，运动后发生腰部绞痛，继而出现肉眼血尿，最可能的诊断是

  A.上尿路结石

  B.尿道肿瘤

  C.膀胱肿瘤

  D.输尿管肿瘤

  E.肾肿瘤

29.晚期产后出血是指分娩多长时间后，在产褥期内发生的子宫大量出血

  A.24小时

  B.16小时

  C.12小时

  D.8小时

  E.2小时

30.抗幼年类风湿关节炎治疗的主要药物是

  A.维生素D

  B.维生素C

  C.水杨酸制剂

  D.红霉素

  E.青霉素

31.抗甲状腺药物的最主要副作用是

  A.粒细胞减少

  B.心绞痛

  C.中毒性肝炎

  D.剥脱性皮炎

  E.皮肤瘙痒

32.内囊病变引起的瘫痪表现为

  A.交叉瘫

  B.四肢瘫

  C.截瘫

  D.偏瘫

  E.单瘫

33.病人，女性，22岁，发热，多处关节炎，面部有蝶形

红斑，诊断为系统性红斑狼疮。查血化验可发现

  A.血沉快

  B.抗Sm抗体（+）

  C.抗核抗体（+）

  D.类风湿因子（+）

  E.红细胞花环形成

34.保存移植器官的灌注液温度是

  A.36℃

  B.20℃

  C.4℃

  D.0℃

  E.-4℃

35.产后乳汁分泌量主要取决于

  A.新生儿的吸吮刺激

  B.新生儿发育状况

  C.产后营养状况

  D.产妇健康状况

  E.乳房发育情况

36.对功能失调性子宫出血的病人进行妇科检查，可见其子宫

  A.如孕6周大

  B.如孕4周大

  C.如孕2周大

  D.正常大小

  E.比正常小

37.硫酸镁治疗妊娠高血压综合征，用量过大时最先出现的毒性反应是

  A.尿量过少

  B.膝反射减弱或消失

  C.心率减慢

  D.呼吸减慢

  E.头晕、血压过低

38.室性期前收缩首选的治疗药物是

  A.利多卡因

  B.阿托品

  C.麻黄素

  D.异丙肾上腺素

  E.洋地黄

39.关于革兰阳性球菌感染的临床表现，**错误**的是

  A.形成转移性脓肿

  B.皮疹

  C.腹泻

  D.面色潮红

  E.发热呈间歇热

40.开放性损伤清创的时间是
　　A.伤后24小时
　　B.伤后12小时
　　C.伤后6~8小时
　　D.伤后3~5小时
　　E.立即进行

41.初产妇，孕38周。骨盆外测量正常，胎头双顶径8.5cm，规律宫缩4小时，宫口开大1cm。未破膜，头先露。此时较合适的处理是
　　A.采取膀胱截石位
　　B.灌肠刺激宫缩
　　C.滴注催产素
　　D.做肛门检查3小时一次
　　E.抬高床尾

42.新生儿娩出后1分钟内情况是：新生儿出生后，四肢青紫，吸痰器清理呼吸道时患儿有恶心表现，四肢稍弯曲，心率90次/分，呼吸浅、慢、不规则，新生儿Apgar评分是
　　A.8分
　　B.6分
　　C.4分
　　D.2分
　　E.0分

43.各种流产的临床特点，正确的是
　　A.稽留流产：胚胎或胎儿在宫内已死亡超过10周
　　B.不全流产：宫口闭，阴道出血减少
　　C.难免流产：阴道出血少，未破水
　　D.先兆流产：宫口未开，阴道出血量少于月经量
　　E.完全流产：腹痛，宫口松

44.病人，女性，停经45天，突然发生剧烈腹痛，伴恶心、呕吐、阴道有少量流血、有排便感。体检：血压70/50mmHg，下腹压痛（+），宫颈举痛（+），下腹部有移动性浊音，最可能诊断为
　　A.不全流产
　　B.异位妊娠
　　C.急性阑尾炎
　　D.难免流产
　　E.先兆流产

45.38岁某孕妇，妊娠11周，休息时仍胸闷、气急。查体：脉搏120次/分，呼吸22次/分，心界向左侧扩大，心尖区有Ⅱ级收缩期杂音，性质粗糙，肺底有湿啰音，处理措施是
　　A.限制钠盐摄入
　　B.立即终止妊娠
　　C.加强产前监护
　　D.控制心衰继续妊娠
　　E.控制心衰后终止妊娠

46.关于催产素静脉滴注，正确的是
　　A.用于经产妇引产更敏感
　　B.教会孕妇自己调节滴速
　　C.滴注的速度及剂量始终保持一致
　　D.用于胎儿窘迫，需尽快结束分娩的产妇
　　E.用于协调性子宫收缩乏力，以加强宫缩

47.慢性宫颈炎的治疗方法，错误的是
　　A.全身应用大剂量抗生素
　　B.局部上药
　　C.激光治疗
　　D.冷冻治疗
　　E.电熨治疗

48.未婚女性，18岁。主诉经期腹痛剧烈，于月经来潮时需服镇痛药并卧床休息。平时月经周期规律，基础体温呈双相。肛门检查：子宫前倾前屈、稍小、硬度正常，无压痛，两侧附件（－），分泌物白色透明。最可能的诊断是
　　A.痛经
　　B.子宫肌瘤
　　C.输卵管炎
　　D.子宫腺肌病
　　E.子宫内膜炎

49.病人，女性，45岁，因接触性出血就诊，查体：重度宫颈糜烂，要排除宫颈癌，首选的检查是
　　A.诊断性刮宫
　　B.阴道镜检查
　　C.子宫颈黏液检查
　　D.子宫颈活检
　　E.子宫颈刮片

50.避孕及防止性传播疾病最好的措施是
　　A.避孕套加避孕药膏
　　B.安全期避孕法
　　C.阴道隔膜加杀精药
　　D.IUD
　　E.皮下埋植药物

51.男婴，日龄8天，在家接生。2天前哭闹易惊，吮奶困难，继而面肌及全身肌肉阵发性痉挛，应首先考虑为
　　A.新生儿破伤风
　　B.新生儿脑膜炎
　　C.新生儿硬肿症
　　D.新生儿颅内出血

E.新生儿败血症

52.营养不良引起的代谢异常**不包括**
　　A.白细胞降低
　　B.血钠、血钾偏低
　　C.血清白蛋白降低
　　D.血清胆固醇降低
　　E.血糖偏低

53.ORS（口服补液盐）液的成分中电解质含量最多的是
　　A.碳酸氢钠
　　B.葡萄糖
　　C.氯化钙
　　D.氯化钾
　　E.氯化钠

54.患儿，女，3个月，腹泻2日，呈黄绿色稀便，有奶瓣和泡沫，为纠正轻度脱水，应选择
　　A.静脉补充10％葡萄糖溶液
　　B.少量多次喂服ORS液
　　C.静脉补充林格液
　　D.少量多次给予糖水
　　E.少量多次饮温开水

55.支气管肺炎区别于支气管炎的关键是
　　A.两肺细湿啰音
　　B.白细胞增高
　　C.呼吸音减弱
　　D.发热、频咳
　　E.咳嗽、气促

56.护理法洛四联症患儿，要注意保证摄入量，防止脱水，其目的是
　　A.防止肾衰竭
　　B.防止心力衰竭
　　C.防止脑栓塞
　　D.防止休克
　　E.防止便秘

57.关于使用铁剂的描述，**错误**的是
　　A.如出现黑便立即停药
　　B.可与维生素C同服
　　C.应从小剂量开始
　　D.长期服用可致铁中毒
　　E.补充铁剂疗程为2~3个月

58.急性肾炎小儿可以恢复上学的标准是
　　A.抗"O"滴定度正常
　　B.尿艾迪计数正常
　　C.尿常规正常
　　D.血沉正常

E.血压正常

59.治疗小儿化脓性脑膜炎，病原菌明确后，使用敏感性抗生素的时间至少是
　　A.5~6周
　　B.4~5周
　　C.2~3周
　　D.7~10天
　　E.3~7天

60.患儿男，6个月。左耳流脓2天后出现高热、抽搐2次。查体：左外耳道牵涉性疼痛，前囟紧张，脑膜刺激征阳性。最可能诊断为中耳炎合并
　　A.高热惊厥
　　B.脑脓肿
　　C.化脓性脑膜炎
　　D.病毒性脑炎
　　E.败血症

61.一般情况下可做阴道灌洗的时期是
　　A.阴道流血期
　　B.排卵期
　　C.产褥期
　　D.妊娠期
　　E.月经期

62.会阴后侧切开缝合完毕，最重要的是
　　A.给予抗生素预防感染
　　B.消毒皮肤黏膜
　　C.清点器械纱布
　　D.行阴道检查
　　E.行肛门指诊

63.病人，女性，45岁。频繁呕吐多日，不能饮食，出现脱水。补液时家属私自将补液速度调快，发生了高血钾，此时治疗应采用
　　A.葡萄糖酸钙
　　B.乳酸钠
　　C.碳酸氢钠
　　D.氯化铵
　　E.硫酸镁

64.病人，女性，45岁，因与家人争吵后自杀，后被家人发现立即送入院检查，查体：流涎、肌肉震颤、瞳孔缩小，有浓烈的大蒜气味。全身胆碱酯酶活力测定为42％。诊断是
　　A.氰化物中毒
　　B.酒精中毒
　　C.有机磷农药中毒
　　D.安眠药中毒

E.一氧化碳中毒

65.病人，男性，35岁，下腹外伤，可疑膀胱破裂，简单有效的检查方法是
A.腹穿
B.膀胱注水试验
C.膀胱造影
D.下腹部X线平片
E.耻骨上膀胱穿刺

66.反映骨骼发育的重要指标是
A.头围与胸围比例
B.囟门闭合情况
C.出牙早迟
D.身长
E.体重

67.病人，女性，32岁，诊断为系统性红斑狼疮，双面颊和鼻梁有紫红色蝶形红斑，表面光滑，有时可见鳞屑。针对该病人的皮肤护理，**错误**的是
A.避免使用化妆品
B.碱性肥皂水洗浴
C.保持皮肤的清洁卫生
D.禁忌日光浴
E.出门穿长袖衣裤

68.病人，女性，30岁，孕39^{+6}周时临产，第一产程破膜后宫缩仍乏力，遵医嘱给予催产素2.5U+5%GS500ml静脉滴注，于第二产程病人突然出现烦躁不安、气促、呼吸困难、发绀，医生考虑是羊水栓塞。此时最佳处理是
A.向家属解释病人病情
B.安抚病人稳定情绪
C.剖宫产结束分娩
D.停止滴注催产素
E.行鼻导管给氧

69.下列洋地黄类药物中毒后的处理措施中，**错误**的是
A.对快速性心律失常可用阿托品治疗
B.纠正心律失常
C.补充钾盐
D.停洋地黄类药物
E.停用排钾利尿剂

70.病人，男性，22岁，闭合性腹部损伤2小时，腹痛、呕吐。病人精神紧张，面色苍白，四肢湿冷，无尿。血压70/50mmHg，脉搏120次/分，腹腔抽出不凝固血液。其根本的处理原则是
A.禁饮食，持续胃肠减压
B.抗休克同时剖腹探查

C.应用利尿剂
D.补充血容量
E.镇静止痛

71.病人，男性，45岁。饱餐后突发上腹刀割样剧烈疼痛。并迅速蔓延至全腹2小时。伴恶心呕吐。查体：面色苍白，体温37℃，脉搏90次/分，血压105/75mmHg，腹式呼吸消失，全腹有压痛，反跳痛和肌紧张，肝浊音界缩小，肠鸣音消失，拟诊为胃溃疡穿孔。有助于诊断的辅助检查是
A.B超
B.立位X线腹部透视或平片
C.CT
D.选择性腹腔动脉造影
E.MRI

72.脊髓灰质炎减毒活疫苗初种次数为
A.5次
B.4次
C.3次
D.2次
E.1次

73.患儿，男，4个月，反复抽搐3天，抽搐期间神志不清，伴高热烦躁。临床诊断为化脓性脑膜炎。惊厥发作期间首选药物为
A.复方氯丙嗪
B.20%甘露醇
C.地西泮
D.水合氯醛
E.苯巴比妥

74.病人，男性，50岁。以餐后腹部烧灼痛，黑便2日入院。对其诊断最有价值的辅助检查是
A.胃液分析检查
B.X线检查
C.选择性动脉造影
D.血常规检查
E.胃镜检查

75.患儿，男，2岁，精神萎靡，眼窝明显凹陷，哭时泪少，口唇干燥，皮肤弹性差，尿量明显减少，被诊断为中度脱水，该患儿失水占体重的百分比是
A.30%~40%
B.20%~30%
C.10%~20%
D.5%~10%
E.5%以下

76.小儿高血压的标准是

A.舒张压高于标准血压4.67kPa

B.舒张压高于标准血压4.0kPa

C.收缩压高于标准血压2.0kPa

D.收缩压高于标准血压2.67kPa

E.收缩压高于标准血压4.0kPa

77.6~14岁小儿血红蛋白正常值的低限是

A.120g/L

B.110g/L

C.100g/L

D.90g/L

E.80g/L

二、以下提供若干个案例，每个案例下设若干道考题，请根据所提供的信息，在每一道考题下面的A、B、C、D、E五个备选答案中选择一个最佳答案，并在答题卡上将相应题号的相应字母所属的方框涂黑。

（78~79题共用题干）

病人，男性，28岁。自感低热、乏力、食欲缺乏，有盗汗、体重下降、呼吸困难、胸痛等表现，就医诊断为浸润型肺结核，收入院抗结核治疗。

78.关于结核的防治及护理措施，**不妥**的是

A.病室通向走廊的窗子需关闭

B.给予异烟肼、链霉素治疗

C.病室每日用紫外线照射进行空气消毒

D.护士在病室里不密切接触病人时，可不戴口罩

E.病人痰液用20%漂白粉溶液搅拌静置2小时后倒掉

79.经何种检查可确定病人具有传染性

A.红细胞沉降率30mm/h

B.X线检查示片絮状阴影

C.胸腔穿刺抽出1000ml胸腔积液

D.痰涂片找到结核菌

E.PPD试验强阳性

（80~82题共用题干）

病人，男性，40岁，因右小腿严重外伤后，发生气性坏疽，入院治疗。

80.首先的处理是

A.加强营养

B.手术

C.止痛

D.高压氧治疗

E.给氧

81.下列处理**不必要**的是

A.避光安静

B.应用青霉素

C.隔离

D.手术

E.高压氧治疗

82.该病人外伤后如何处理可避免发生气性坏疽

A.应用甲硝唑

B.应用青霉素

C.应用TAT

D.清创后伤口敞开

E.彻底清创缝合

（83~84题共用题干）

孕妇，34岁。未产妇，第一次产前门诊，诉说自己平时月经规律，28天1次，持续4天。现已停经8周，极度疲乏，乳房触痛明显。

83.除以上体征，护士应考虑到若该妇女怀孕，其另一个可能症状是

A.晕厥

B.妊娠斑

C.恶心

D.胎动感

E.妊娠纹

84.化验报告提示尿妊娠反应（+），此实验的目的是查体内的哪种激素

A.黄体生成素

B.绒毛膜促性腺激素

C.雌激素

D.黄体酮

E.缩宫素

（85~87题共用题干）

患儿，男，6个月。吐奶拒食，嗜睡2天。查体：面色青灰，前囟紧张，脐部少许脓性分泌物。

85.该患儿最可能的诊断是

A.脐炎

B.颅内出血

C.脑脓肿

D.化脓性脑膜炎

E.病毒性脑炎

86.为确诊最重要的检查是

A.脐分泌物培养

B.脑CT

C.脑脊液检查

D.尿常规

E.血常规

87.针对该患儿的护理措施，**错误**的是

A.如颅内压高可按医嘱使用脱水剂

B.观察局部有无出血现象

C.去枕平卧6小时

D.密切观察生命体征

E.术后2小时可抱起喂奶

三、以下提供若干组考题，每组考题共用A、B、C、D、E五个备选答案。请从中选择一个与问题关系最密切的答案，并在答题卡上将相应题号的相应字母所属的方框涂黑。每个备选答案可能被选择一次、多次或不被选择。

（88~89题共用备选答案）

　A.阿托品

　B.硫糖铝

　C.吲哚美辛

　D.法莫替丁

　E.枸橼酸铋钾

88.可破坏胃黏膜屏障的药物是

89.可保护胃黏膜、杀灭幽门螺杆菌的药物是

（90~93题共用备选答案）

　A.周围血大量原始和幼稚白细胞

　B.血小板减少

　C.红细胞及血红蛋白均减少

　D.红细胞及血小板正常

　E.全血细胞减少

90.再生障碍性贫血

91.急性白血病

92.原发免疫性血小板减少症

93.缺铁性贫血

（94~96共用备选答案）

　A.Swan-Ganz气囊漂浮导管

　B.血气分析

　C.黄疸指数

　D.3P试验

　E.血尿肌酐

94.呼吸系统监护测定选用

95.循环系统监护测定使用

96.泌尿系统监护测定选用

（97~98题共用备选答案）

　A.胸骨中下段

　B.胸骨中上段

　C.胸骨上段

　D.胸骨中段

　E.胸骨下段

97.对成人行胸外心脏按压的部位是

98.对小儿行胸外心脏按压的部位是

（99~100题共用备选答案）

　A.美容性手术

　B.姑息手术

　C.治疗性手术

　D.根治术

　E.诊断性手术

99.淋巴结活检为

100.阑尾切除术为

答案与解析

序号	1	2	3	4	5	6	7	8	9	10
答案	B	B	A	A	A	B	D	A	C	A
序号	11	12	13	14	15	16	17	18	19	20
答案	B	C	A	C	C	B	A	A	A	E
序号	21	22	23	24	25	26	27	28	29	30
答案	E	C	C	E	B	D	B	A	A	C
序号	31	32	33	34	35	36	37	38	39	40
答案	A	D	B	C	A	D	B	A	D	C
序号	41	42	43	44	45	46	47	48	49	50
答案	B	B	D	B	E	E	A	A	E	A
序号	51	52	53	54	55	56	57	58	59	60
答案	A	A	E	C	A	C	A	D	C	C
序号	61	62	63	64	65	66	67	68	69	70
答案	B	E	A	C	B	D	B	D	A	B
序号	71	72	73	74	75	76	77	78	79	80
答案	B	C	C	E	D	D	A	D	D	D
序号	81	82	83	84	85	86	87	88	89	90
答案	A	D	C	B	D	C	E	C	E	E
序号	91	92	93	94	95	96	97	98	99	100
答案	A	B	C	B	A	E	A	D	E	C

1.解析：巴宾斯基（Babinski）征：病人仰卧，髋、膝关节伸直，检查者左手握踝上部固定小腿，右手持钝尖的金属棒自足底外侧从后向前快速轻划至小指根部，再转向踇趾侧。正常出现足趾向跖面屈曲，称巴宾斯基征阴性。如出现踇趾背屈，其余四趾成扇形分开，称巴宾斯基征阳性。

2.解析：肝脏疾病使部分肝细胞发生变性、坏死。一方面间接胆红素转化为直接胆红素的能力减弱，在血液中间接胆红素增多；另一方面，肝脏疾病损伤毛细胆管，已转化的直接胆红素无法沿胆管排出，故血液中也出现直接胆红素增多，致皮肤、眼结膜黄染，尿色加深。

3.解析：白细胞核左移常见于感染，尤其是急性化脓性细菌引起的感染。

4.解析：消化性溃疡大量出血经内科治疗无效、急性穿孔、幽门梗阻、内科治疗无效的顽固性溃疡、胃溃疡疑有癌变者考虑手术治疗。

5.解析：对于瓣膜活动、心音变化、心功能状态等，心电图不能提供直接判断，需通过超声心动图诊断。

6.解析：慢性再生障碍性贫血一般以雄激素治疗为主，辅以其他综合治疗。

7.解析：诊断脑出血首选的检查项目是CT。

8.解析：乳腺囊性增生病以激素药物治疗为主。

9.解析：T管引流胆汁量平均每天200~400ml，如胆汁正常且流量逐渐减少，手术后14天左右，经夹管2~3天，如无异常发现可考虑拔管。

10.解析：X线检查是关节脱位的首选辅助检查。

11.解析：肝性脑病病人清醒后给予优质的植物蛋白质饮食。

12.解析：当尿沉渣镜检白细胞数目>5个/HP时，称之为白细胞尿，多见于尿路感染。

13.解析：急性肾盂肾炎的典型尿液改变为脓尿，镜检可以见到大量白细胞，白细胞管型是急性肾盂肾炎的特征性改变。

14.解析：免疫学检查抗Sm抗体阳性，是诊断狼疮的标记抗体之一。

15.解析：脑血栓发病应在6小时内做溶栓治疗，以尽快恢复缺血区的血液供应。

16.解析：当洋地黄中毒，病人脉搏小于60次/分时应停药。对于洋地黄中毒引起的缓慢型心律失常应给予阿托品治疗。

17.解析：上述病人心率大于脉率，为脉搏短绌的表现。脉搏短绌多见于心房颤动。

18.解析：贫血病人多出现面色苍白，其中以睑结膜、口唇、甲床等部位最明显。

19.解析：手术前备皮属于术前准备的内容，不属于麻醉前准备的内容。

20.解析：黄疸指数是肝功能监测指标，中心静脉压是心功能的监测指标，凝血酶原时间和3P试验是凝血功能监测指标，血尿素氮是反映肾功能的指标。

21.解析：清蛋白几乎全部由肝脏合成，肝硬化时，清蛋白显著降低。

22.解析：颅内压增高明显时进行腰椎穿刺，可导致椎管内压力骤降，导致枕骨大孔疝。

23.解析：除C选项，其他均为洋地黄中毒的临床表现。

24.解析：低钾血症时病人出现肌无力，甚至软瘫，神志淡漠、嗜睡；腹胀、便秘、恶心呕吐以及肠鸣音减弱或消失；心电图变化可见T波低平或倒置、ST段下降、Q-T间期延长或有U波等，故选E。

25.解析：粒细胞左移常见于感染，特别是化脓菌引起的急性感染。

26.解析：PPD试验阳性说明人体曾感染过结核菌。

27.解析：小儿肺炎抗生素治疗时间应持续至体温正常后5~7天，临床症状消失后3天。

28.解析：该病人活动后出现肾绞痛及镜下血尿，为典型的上尿路结石症状。

29.解析：晚期产后出血指分娩24小时后在产褥期内发生的子宫大量出血。

30.解析：水杨酸制剂和非甾体抗炎药是目前治疗幼年类风湿关节炎最主要的药物。

31.解析：抗甲状腺药物，如硫脲类和咪唑类，主要的副作用是粒细胞减少，因此用药期间应定期查血常规。

32.解析：内囊出血、大脑半球肿瘤、脑梗死等可以引起偏瘫。

33.解析：抗Sm抗体是诊断系统性红斑狼疮的标记抗体之一。

34.解析：保存移植器官的灌注液温度是4℃。

35.解析：产后乳汁的分泌主要取决于新生儿的吸吮刺激。

36.解析：功血妇科检查时子宫大小在正常范围，出血时子宫较软。

37.解析：硫酸镁有抑制呼吸、抑制心肌收缩、抑制腱反射的毒性及不良反应，硫酸镁中毒时最先出现的是膝反射减弱或消失，每次用药前应观察：①膝腱反射存在；②呼吸不少于16次/分；③尿量每小时不少于25ml。

38.解析：室性期前收缩首选的治疗药物是利多卡因。

39.解析：革兰阳性球菌感染一般无寒战，发热呈稽留热或弛张热。病人面色潮红，四肢温暖，常有皮疹、腹泻、呕吐，可出现转移性脓肿，易并发心肌炎。

40.解析：开放性损伤应争取在伤后6~8小时内清创。

41.解析：从题干可知，骨盆外测量正常，胎儿大小也属正常，头先露，可经阴道分娩，此时宫口开大1cm，可以用温肥皂水灌肠，既能清除粪便，避免分娩时排便污染消毒区，又能通过反射作用刺激宫缩，加速产程进展。

42.解析：四肢青紫，1分；吸痰器清理呼吸道时患儿有恶心表现，2分；四肢稍弯曲，1分；心率90次/分，1分；呼吸浅慢、不规则，1分；共6分。

43.解析：完全流产者宫口关闭，腹痛逐渐消失。难免流产者是由先兆流产发展而来，表现为阴道流血量多，阵发性腹痛加剧，晚期流产者可见羊水从阴道流出。不全流产者由难免流产发展而来，妊娠物已部分排出，仍有部分组织残留宫内，影响子宫收缩，可致阴道流血不止，严重时引起出血性休克。稽留流产是指胚胎或胎儿在宫内已死亡，滞留在宫腔内未自然排出者。

44.解析：停经45天，突然发生剧烈腹痛，血压70/50mmHg，下腹压痛（＋），宫颈举痛（＋），考虑为异位妊娠破裂出血。

45.解析：此孕妇的症状提示已出现早期心力衰竭，病人心功能为3级，应该终止妊娠，但目前孕妇已经发生心力衰竭，所以应首先要控制心力衰竭，才能终止妊娠。

46.解析：催产素主要用于协调性宫缩乏力的情况，以加强宫缩。

47.解析：慢性宫颈炎以局部治疗为主，物理治疗是宫颈糜烂最常用的有效治疗方法，治疗方法有激光、冷冻、微波疗法等。

48.解析：凡在行经前后或月经期出现下腹痉挛性疼痛、坠胀、腰酸或合并头痛、头晕、乏力、恶心等其他不适，以致影响生活和工作者考虑为痛经。

49.解析：宫颈糜烂与宫颈癌都可能出现接触性出血的临床表现，因此，需在病人宫颈鳞-柱状上皮交界处取材，做宫颈刮片以排除宫颈癌。

50.解析：避孕套加避孕药膏是避孕及防止性传播疾病最好的措施。

51.解析：在家接生最容易造成新生儿脐部消毒不严，引发感染。结合患儿肌肉痉挛等表现，可判断患儿可能为新生儿破伤风。

52.解析：营养不良导致的代谢异常包括血清总蛋白和清蛋白降低，胆固醇浓度下降，血糖偏低，水盐代谢异常（低钠、低钾、低钙等）。营养不良也可导致免疫功能低下，但白细胞水平不会降低。

53.解析：ORS的其配方为：氯化钠3.5g，碳酸氢钠2.5g，氯化钾1.5g，葡萄糖20g，加水至1000ml。因此电解质含量最多的是氯化钠。

54.解析：小儿腹泻引起轻度脱水者宜少量多次喂服ORS液。

55.解析：支气管肺炎以肺组织的炎症为主，故可闻及两肺细湿性啰音。

56.解析：法洛四联症患儿本身血液黏稠度高，易形成血栓，因此要注意供给充足液体。

57.解析：服用铁剂时可出现黑便，应告知病人家属，此现象属于正常反应，不影响正常服药。

58.解析：水肿消退、血压正常、肉眼血尿消失后，可下床轻微活动；红细胞沉降率恢复正常可上学，但仍需避免体育运动；尿艾迪计数正常后恢复正常生活。

59.解析：化脓性脑膜炎使用敏感性抗生素的时间至少是2~3周，或治疗至临床症状消失后复查脑脊液正常后停药。

60.解析：中耳炎时，细菌可通过外耳道直接蔓延至脑膜引起化脓性脑膜炎。根据题干判断，患儿前囟张力高，说明有颅内压增高的表现，又有脑膜刺激征表现，可判断患儿并发了化脓性脑膜炎。

61.解析：阴道灌洗的原则是不能增加感染机会或导致经血回流等，所以可以排除A、C、E选项，妊娠期由于灌洗可能刺激宫颈，诱发宫缩，也可增加感染机会，所以也不能灌洗。

62.解析：会阴后侧切开缝合最关键的是避免将肛门的前后壁缝合在一起影响排便功能，所以应注意进行肛门指诊。

63.解析：高血钾时为解除高钾对心肌的抑制，可静脉注射10%葡萄糖酸钙溶液或氯化钙溶液5~10ml。

64.解析：病人自杀后出现流涎、肌肉纤颤、瞳孔缩小及特征性大蒜气味，胆碱酯酶活性降低，符合有机磷农药中毒的特征。

65.解析：膀胱注水试验可通过观察注水后膀胱排出液量的差异来判断膀胱是否有破裂，是诊断膀胱破裂的一种简便有效的检查方法。

66.解析：身长是反映骨骼发育的重要指标。

67.解析：系统性红斑狼疮的病人可用清洁的温水冲洗皮损部位，避免使用碱性肥皂水。

68.解析：病人滴注催产素的过程中出现羊水栓塞，因此应立即停止催产素的滴注。

69.解析：对于快速性心律失常应使用利多卡因治疗，阿托品是用于缓慢性心律失常的治疗药物。

70.解析：腹腔内脏器损伤合并休克者应在抗休克治疗的同时剖腹探查。

71.解析：胃溃疡穿孔时行X线立位平片检查，可见膈下游离积气。

72.解析：小儿接种脊髓灰质炎疫苗的时间是生后2、3、4个月各一次，共3次。

73.解析：患儿因化脓性脑膜炎，发生高热惊厥，首选的控制惊厥药物是地西泮。

74.解析：由症状可知该病人最可能发生了上消化道出血，故应选择胃镜检查。

75.解析：小儿腹泻时，中度脱水丢失的水分占体重的5%~10%。

76.解析：小儿收缩压高于标准血压20mmHg（2.67kPa）即为小儿高血压。

77.解析：世界卫生组织规定：6~14岁小儿血红蛋白<120g/L，为贫血的诊断标准。

78.解析：在排除肺结核的传染性之前，医务工作者应注意做好防护，在病室内接触病人时戴好口罩。

79.解析：痰结核菌检查是确定病人是否具有传染性的主要方法。

80.解析：一旦确诊患有气性坏疽，应在抗休克和纠正严重并发症的同时在全麻下行清创术，以挽救病人生命及降低截肢率。

81.解析：与破伤风病人不同，气性坏疽病人病室可光线充足，因此避光安静不是必须的条件。故选A。

82.解析：气性坏疽属厌氧菌感染，病人发生外伤后应尽早彻底清创，切口敞开不予缝合，可消除无氧环境，抑制厌氧菌生长，从而预防气性坏疽发生。

83.解析：妊娠纹、胎动、妊娠斑均为妊娠中晚期的特点，晕厥不属于怀孕的特点，早期妊娠的第6周可出现恶心、呕吐等早孕反应。

84.解析：妊娠后，滋养细胞分泌绒毛膜促性腺激素可从孕妇的血清及尿中测出，以协助早期妊娠的诊断。

85.解析：患儿有脐部感染，同时伴有中枢神经系统感染的体征，前囟紧张提示颅内压增高，可诊断为化脓性脑膜炎。

86.解析：脑脊液检查是确诊化脓性脑膜炎并指导治疗的重要检查。

87.解析：脑脊液检查术后应去枕平卧6小时，过早抱起会引起头痛等不良反应。

88.解析：吲哚美辛属于非甾体类抗炎药，长期服用非甾体类抗炎药不但损伤胃黏膜，还通过抑制前列腺素的合成，削弱前列腺素对黏膜的保护作用，可诱发消化性溃疡。

89.解析：枸橼酸铋钾，在酸性环境中，与溃疡面渗出的蛋白质相结合，形成一层防止酸和胃蛋白酶侵袭的保护屏障；同时还具有抗幽门螺杆菌的作用。硫糖铝虽有保护胃黏膜的作用，但不能杀灭幽门螺杆菌。

90.解析：再生障碍性贫血全血细胞减少，呈正细胞正色素性贫血。

91.解析：急性白血病病人的外周血可发现大量原始细胞及幼稚细胞。

92.解析：原发免疫性血小板减少症由于外周血存在血小板相关抗体，造成血小板减少。

93.解析：缺铁性贫血由于体内用来合成血红蛋白的贮存铁缺乏，使血红蛋白合成量减少，红细胞体积较小，为小细胞低色素性贫血。

94.解析：气体交换功能的监测，利用气体分析仪测吸入和呼出气中的氧和二氧化碳量，即血气分析。

95.解析：循环系统监护：监测心脏的前、后负荷，心肌收缩力和心肌供氧状况等，放置Swan-Ganz气囊漂浮导管可进行监测。

96.解析：泌尿系统监护：①尿量，监测每小时及24小时尿量。②尿生化、尿素氮、肌酐测定。③尿蛋白定量分析。④代谢废物清除率，包括可真实反映肾小球滤过率的内生肌酐清除率及钠的清除率。

97.解析：对成人行胸外心脏按压的部位是胸骨中下1/3交界处。

98.解析：婴儿按压部位是两乳头连线与胸骨正中线交界点下一横指，儿童按压的部位是胸骨中段。

99.解析：淋巴结活检的目的是协助明确诊断，属于诊断性手术。

100.解析：阑尾切除术是对病变的阑尾进行切除以达到治疗的目的，属于治疗性手术。

护考应急包

2024
护理学（师）
单科 一次过

相关专业知识 全真模拟试卷与解析

全真模拟试卷（七）

全国卫生专业技术资格考试研究专家组　编写

中国医药科技出版社

内 容 提 要

本书根据最新考试大纲要求，通过分析历年考试真题，并在研究命题规律的基础上精心编写而成。供考生进行模拟自测，梳理对知识点的掌握程度，顺利通关考试。本套试卷分为试题和答案及解析两大部分，以便学生自测后核对答案更加方便。试卷中题型、题量及题目难易程度与考试真题保持高度一致，考生根据自己未通过的科目选择相应的试卷即可。

图书在版编目（CIP）数据

护理学（师）单科一次过全真模拟试卷与解析. 相关专业知识 / 全国卫生专业技术资格考试研究专家组编写. —北京：中国医药科技出版社，2023.9

（护考应急包）

ISBN 978-7-5214-3878-9

Ⅰ.①护… Ⅱ.①全… Ⅲ.①护理学–资格考试–题解 Ⅳ.①R47–44

中国国家版本馆CIP数据核字（2023）第074551号

美术编辑 陈君杞

版式设计 南博文化

出版 **中国健康传媒集团** | 中国医药科技出版社

地址 北京市海淀区文慧园北路甲22号

邮编 100082

电话 发行：010-62227427 邮购：010-62236938

网址 www.cmstp.com

规格 889×1194mm $^1/_{16}$

印张 8

字数 285千字

版次 2023年9月第1版

印次 2023年9月第1次印刷

印刷 北京紫瑞利印刷有限公司

经销 全国各地新华书店

书号 ISBN 978-7-5214-3878-9

定价 25.00 元

获取新书信息、投稿、为图书纠错，请扫码联系我们。

试题部分

一、以下每一道题下面有A、B、C、D、E五个备选答案，请从中选择一个最佳答案，并在答题卡上将相应字母所属的方框涂黑。

1.治疗急性肺水肿**不恰当**的是
A.取坐位，两腿下垂
B.口服地高辛
C.高流量吸氧
D.静滴氨茶碱
E.皮下注射吗啡

2.颅内压增高的病因**不包括**
A.高碳酸血症
B.颅内血肿
C.颅中窝骨折
D.凹陷性骨折
E.颅内肿瘤

3.腹膜炎术后胃管拔除、开始进食的指征是
A.腹痛减轻或消失
B.血压平稳
C.有饥饿感
D.体温恢复正常
E.肠鸣音恢复，肛门排气

4.大便呈柏油样常见于
A.痢疾
B.上消化道出血
C.直肠癌
D.胰腺炎
E.霍乱

5.病毒性脑炎患儿急性颅内压升高有脑疝先兆时，首先使用的药物是
A.20%甘露醇静注
B.50%葡萄糖静注
C.呋喃苯胺酸肌注
D.50%甘油口服
E.地塞米松静注

6.脓肿形成后首要的处理是
A.全身支持
B.理疗热敷
C.切开引流
D.外敷消炎膏

E.应用抗生素

7.前尿道结石的治疗，最常用的方法是
A.多饮水、运动排石
B.体外震波碎石
C.尿道切开取石
D.中药排石
E.经尿道钩取或钳出结石

8.初筛大肠癌的检查方法是
A.大便潜血检查
B.X线气钡造影
C.直肠指检
D.肠镜检查
E.CT检查

9.我国对食管癌采取的一种简便易行的普查筛选诊断方法为
A.食管吞钡X线双重对比造影
B.脱落细胞学检查
C.纤维食管镜检查
D.CT检查
E.超声内镜检查

10.诊断早期胃癌的最有效方法是
A.纤维胃镜
B.磁共振
C.CT
D.胃钡餐透视
E.胃电图检查

11.属于ICU基础监护的内容是
A.瞳孔大小，对光反射
B.持续心电图，心率，呼吸
C.血气分析
D.出凝血时间
E.血尿素氮测定

12.治疗休克的基本措施是
A.治疗原发病
B.补充血容量
C.应用血管活性药物
D.纠正代谢紊乱
E.增强心功能

13.闭合性多根多处肋骨骨折病人首要的急救措施是

1

A.镇静、止痛

B.吸氧

C.输液

D.应用抗生素

E.局部加压包扎固定

14. 大隐静脉曲张术后早期活动的主要目的是防止

A.患肢淤血

B.患肢僵直

C.术后复发

D.血栓形成

E.血管痉挛

15. 应用 β_2 受体激动剂控制哮喘发作时，首选的给药方法是

A.口服法

B.静滴法

C.吸入法

D.肌注法

E.舌下含化法

16. 确诊甲状腺功能亢进症的化验是

A.三脂酰甘油（甘油三酯）增高

B.三碘甲状腺原氨酸增高

C.β_1微球蛋白增高

D.磷酸肌酸激酶减少

E.谷丙转氨酶减少

17. 治疗系统性红斑狼疮的首选药物是

A.氯丙嗪

B.避孕药

C.泼尼松

D.肼苯哒嗪

E.普鲁卡因酰胺

18. 新生儿破伤风发作时最先受累的肌肉是

A.咀嚼肌

B.面肌

C.上肢肌

D.下肢肌

E.呼吸肌

19. 结核菌素试验强阳性（+++）的表现是

A.平均直径在0~5mm

B.红硬，平均直径在5~9mm

C.红硬，平均直径在10~19mm

D.红硬，平均直径在≥5~19mm

E.红硬，平均直径≥20mm

20. 关于结核病药物的治疗原则，**不正确**的叙述是

A.早期治疗

B.剂量适宜

C.联合用药

D.酌情停药

E.规律用药

21. 原发性肝癌非手术治疗的首选方法是

A.放射治疗

B.化学治疗

C.肝动脉化疗栓塞治疗

D.中药治疗

E.免疫治疗

22. 新生儿窒息复苏步骤**不包括**

A.清理呼吸道、建立呼吸

B.维持正常循环

C.药物治疗

D.评价

E.预防感染

23. 肾结核的临床表现**不包括**

A.血尿

B.发热、盗汗

C.排尿困难、排尿中断

D.尿频、尿急、尿痛

E.脓尿

24. 触觉语颤增强见于

A.大叶性肺炎

B.阻塞性肺不张

C.肺气肿

D.气胸

E.大量胸腔积液

25. 胰腺癌最常用的辅助诊断和随访项目是

A.血尿淀粉酶

B.糖类抗原19-9

C.血清胆红素

D.氨基转移酶

E.血糖与尿糖值

26. 关于采集血液标本的注意事项，**不妥**的叙述是

A.避开输液侧肢体

B.采血器具应清洁干燥

C.不能从输液针头处采血

D.尽量缩短止血带压迫血管的时间

E.采血后针头贴试管壁缓缓注入试管内

27. 白血病诊断的重要检查依据是

A.血常规检查

B.骨髓检查

C.免疫学检查

D.细胞化学染色

E.染色体和基因检查

28.肝脾破裂的腹腔穿刺液性质为
A.黄色浑浊液体
B.有粪臭味的血性渗液
C.棕褐色脓液
D.稀薄白色脓性液
E.不凝固血液

29.冲洗气性坏疽创口的溶液是
A.3%碘酊
B.3%双氧水
C.5%盐水
D.0.9%生理盐水
E.10%硝酸银溶液

30.甲状腺大部分切除术后，引起手足抽搐是因为损伤
A.甲状旁腺
B.单侧喉返神经
C.喉上神经外侧支
D.单侧喉返神经
E.喉上神经内侧支

31.确诊中毒型细菌性痢疾最有价值的检查是
A.粪便镜检
B.血白细胞计数
C.粪便细菌培养
D.咽拭子细菌培养
E.血清特异性抗体检查

32.新生儿寒冷损伤综合征复温的原则是
A.迅速复温
B.先快后慢
C.自然复温
D.逐步复温
E.4~8h内体温恢复正常

33.系统性红斑狼疮特异性的检查是
A.抗Sm抗体
B.抗DNA抗体
C.狼疮细胞
D.抗核抗体
E.白细胞总数

34.中心静脉压正常值的范围是
A.2~3cmH$_2$O
B.3~4cmH$_2$O
C.4~5cmH$_2$O
D.5~6cmH$_2$O
E.6~12cmH$_2$O

35.低钾血症最早出现的临床表现是
A.肌无力
B.肠麻痹
C.心律失常
D.神志模糊或淡漠
E.腱反射减退或消失

36.对心室颤动病人进行心肺复苏的首选药物是
A.碳酸氢钠
B.阿托品
C.利多卡因
D.异丙肾上腺素
E.氯化钙

37.软组织急性化脓性感染，在出现搏动前需早期切开引流的是
A.痈
B.面部疖肿
C.转移性脓肿
D.脓性指头炎
E.急性蜂窝织炎

38.诊断急性心肌梗死特异性最高的心肌酶是
A.CPK-MM和LDH$_1$
B.CPK-MM和LDH$_2$
C.CPK-MB和LDH$_1$
D.CPK-MB和LDH$_2$
E.CPK-BB和LDH$_1$

39.2型糖尿病病人最主要的死因是
A.糖尿病足
B.肾脏病变
C.心血管病变
D.糖尿病视网膜病变
E.神经病变

40.诊断小儿心搏骤停的依据不包括
A.心音消失
B.意识丧失、瞳孔散大
C.颈动脉、桡动脉搏动消失，血压测不到
D.心电图示心室颤动或心电活动消失
E.持续昏迷

41.急性盆腔炎的主要治疗手段是
A.物理疗法
B.手术治疗
C.卧床休息
D.抗生素治疗
E.活血化瘀和清热解毒

42.长期高血压可导致脏器出现相关并发症，常累及的脏

器是

A.心、脑、肾

B.心、肺、脑

C.心、肝、肾

D.肝、肾、脑

E.肝、肾、肺

43.维持正常循环功能的三个因素是

A.血容量、脉压、周围血管张力

B.周围血管张力、血容量、心功能

C.血容量、肾功能、心功能

D.心功能、肾功能、脉压

E.心功能、周围血管张力、血压

44.原发性肾病综合征复发的主要原因是

A.血栓

B.感染

C.动脉粥样硬化

D.肾功能不全

E.血液高凝状态

45.鉴别肱骨髁上骨折与肘关节脱位，主要检查

A.有无肿胀

B.有无畸形

C.肘后三角关系是否正常

D.有无肱动、静脉损伤

E.有无桡神经损伤

46.对有机磷农药中毒有诊断价值的检查是

A.碳氧血红蛋白测定

B.碱性磷酸酶测定

C.氧合血红蛋白测定

D.胆碱酯酶活力测定

E.血淀粉酶测定

47.米泔水样便常见于

A.霍乱

B.伤寒

C.肠炎

D.阿米巴痢疾

E.肝炎

48.法洛四联症患儿缺氧发作时，应立即采取的体位是

A.平卧位

B.侧卧位

C.半坐卧位

D.膝胸卧位

E.头低脚高位

49.Apgar评分的判断项目包括

A.呼吸、心率、神经反射、皮肤温度、喉反射

B.呼吸、心率、肌张力、喉反射、皮肤颜色

C.呼吸、心率、肌张力、神经反射、皮肤温度

D.呼吸、心率、肌张力、喉反射、皮肤温度

E.呼吸、心率、神经反射、皮肤颜色、四肢张力

50.过敏性紫癜主要累及的部位**不包括**

A.皮肤

B.消化道

C.关节

D.肾脏

E.心脏

51.做尿常规检查，应留取

A.清晨新鲜尿液

B.12小时尿液

C.12小时尿液，检查前低蛋白饮食1天

D.24小时尿液，加入防腐剂

E.24小时尿液，检查前低蛋白饮食1天

52.需立即进行剖宫产术的征象是出现

A.生理性缩复环

B.病理性缩复环

C.痉挛性狭窄环

D.协调性宫缩乏力

E.不协调性宫缩乏力

53.确诊缺铁性贫血的化验项目是

A.网织红细胞

B.红细胞总数

C.血红蛋白

D.血清铁

E.血清铁蛋白

54.冠状动脉粥样硬化性心脏病确诊的依据是

A.心电图

B.心脏彩超

C.X线检查

D.动态心电图

E.冠状动脉造影

55.关于慢性肾盂肾炎的治疗，正确的叙述是

A.常规使用长程抑菌疗法

B.长期使用足量的抗生素

C.抗生素使用至尿常规转阴性时停药

D.寻找易感因素，提高机体免疫力

E.缓解症状是判断治疗成功与否的关键

56.脑脊液检查出现蛋白-细胞分离现象的疾病是

A.脑性瘫痪

B.化脓性脑膜炎

C.结核性脑膜炎

D.病毒性脑膜炎

E.吉兰-巴雷综合征

57.断离肢体的现场保护方法为

A.无菌敷料包裹后冷冻

B.无菌或清洁敷料包裹后干燥冷藏

C.无菌生理盐水冲洗后用无菌敷料包扎冷藏

D.肝素盐水灌注后用无菌敷料包裹冷冻

E.无菌处理后浸泡于4℃左右的生理盐水中

58.适宜滴虫生长的阴道pH值大约是

A.3.5~4.2

B.4.4~5.0

C.5.2~6.6

D.6.8~7.4

E.7.5~8.0

59.下肢深静脉回流是否通畅的检查试验是

A.波氏试验

B.屈氏试验Ⅰ

C.屈氏试验Ⅱ

D.下肢深静脉测压

E.直腿抬高试验

60.符合阻塞性肺气肿的肺功能检查结果是

A.潮气量增加

B.肺活量增加

C.肺总量减少

D.残气量增加

E.第1秒用力呼气量增加

61.病人，女性，60岁。外阴菜花样肿物，经病理检查为外阴鳞状细胞癌Ⅰ期，未见转移征象。该病人的治疗首选

A.手术治疗

B.化学治疗

C.放射治疗

D.手术+放射治疗

E.手术+化疗

62.病人，男性，72岁。既往有排尿困难史多年，近日受凉感冒后下腹胀痛，不能排尿，直肠指诊前列腺肥大，该病人首要的处理措施是

A.止痛

B.导尿

C.抗感染

D.急诊前列腺切除术

E.急诊耻骨上膀胱造瘘术

63.病人，女性，G_3P_0，孕37周。阴道出血3天，无腹痛，出血量似月经量。为明确出血原因，入院后应立即行

的检查是

A.肛门检查

B.阴道内诊检查

C.B超检查

D.超声多普勒

E.基础体温测定

64.病人，男性，68岁。腹股沟斜疝发生嵌顿5小时来院诊治。诉腹部绞痛、腹胀、呕吐。体查：疝块紧张发硬、压痛明显，不能回纳腹腔，腹膜刺激征明显。目前最主要的处理是

A.手法复位

B.紧急手术

C.解痉、镇痛

D.静脉输液、抗感染

E.继续观察，暂不需处理

65.病人，女性，35岁。右上腹阵发性绞痛伴恶心呕吐5小时，Murphy征阳性，进一步检查应首选

A.腹部CT

B.腹部B超

C.腹部MRI

D.腹部X线平片

E.经皮肝穿刺造影

66.病人，女性，35岁。因觉心悸到医院行心电图检查，心电图结果为窦性心律、心率125次/分，诊断为心律失常，此病人的心律失常是

A.窦性心动过缓

B.窦性心动过速

C.窦性心律不齐

D.室性期前收缩

E.房性期前收缩

67.病人，男性，65岁。肝硬化病史2年，近日出现持续肝区疼痛，急诊入院行超声检查示腹腔大量腹水，肝脏增大伴弥漫性改变，肝右叶可见多个大小不等的强回声光团，最可能的诊断是

A.肝硬化癌变

B.肝硬化失代偿期

C.肝肾综合征

D.肝硬化腹水

E.肝硬化、肝囊肿

68.病人，男性，57岁。排尿困难3个月，B超检查可见前列腺肥大，血清总PSA为20ng/ml。为明确诊断，最可靠的检查方法是

A.前列腺CT

B.前列腺MRI

C.经直肠腔内超声

D.前列腺穿刺活检

E.直肠指诊

69.患儿，男，4个月。人工喂养，睡眠时常烦躁哭闹，难以入眠。查体：体重6kg，体温37.9℃，有枕秃及颅骨软化，诊断为"佝偻病"。给予维生素$D_3$30万IU肌内注射后突然发生全身抽搐3次，每次约20~60秒，发作停止后精神如常。查血清离子钙1.0mmol/L，血清总钙为1.8mmol/L，该患儿发生抽搐的原因是
A.酸中毒
B.热性惊厥
C.癫痫发作
D.血清钙减少
E.缺乏维生素D

70.患儿，男，5岁。发热伴腮腺肿大2天，诊断为"流行性腮腺炎"。该患儿适宜的护理措施是
A.易消化的半流质饮食
B.禁用盐水漱口
C.可口的酸辣食物
D.少饮水
E.局部热敷

71.某孕妇，25岁。孕1产0，早孕出现较重的呕吐。现孕8周，皮肤黏膜苍白，毛发干燥无光泽，活动无力、易头晕。实验室检查：血红蛋白70g/L，血细胞比容0.15，血清铁6.0μmol/L。下列孕期健康宣教内容，**错误**的是
A.给予心理支持
B.重点评估胎儿宫内生长发育状况
C.如果服用铁剂时胃肠道反应较轻，则不需同时服维生素C及稀盐酸
D.重点监测胎心率变化
E.应列为高危妊娠，加强母儿监护

72.病人，女性，65岁。阴道分泌物增多伴出血3个月，经宫颈病理检查临床诊断为宫颈鳞状细胞癌Ia期，应行
A.全身化学治疗
B.手术治疗
C.宫颈物理治疗
D.宫颈局部用药
E.肿瘤细胞减灭术

73.病人，女性，54岁。手术前行腰麻，当麻醉穿刺注药后，血压立即下降，主要原因是
A.麻药注入过慢
B.麻醉平面过低
C.交感神经抑制
D.穿刺部位出血

E.缺氧

74.患儿，3个月。腹泻2日，呈黄绿色稀便，有奶瓣和泡沫，为纠正轻度脱水，应选择
A.少量多次饮温开水
B.少量多次给予糖水
C.静脉补充林格液
D.少量多次喂服ORS液
E.静脉补充10%葡萄糖溶液

75.病人，男性，21岁。淋雨后突然寒战、高热、咳嗽，查血WBC总数18×10^9/L，中性粒细胞90%，其原因是
A.病毒感染
B.阿米巴感染
C.结核菌感染
D.细菌感染
E.幽门螺杆菌感染

76.初产妇，33岁，妊娠39周。不规律宫缩3小时。B超检查：胎头双顶径为10cm，该孕妇空腹血糖为8.2mmol/L。该孕妇最适合的分娩方式是
A.剖宫产
B.自然分娩
C.胎头吸引
D.产钳助产
E.会阴侧切

77.病人，女性，52岁。单位查体发现子宫肌瘤。妇科检查：子宫小于2个月妊娠大小，病人无不适主诉。考虑最佳的处理方法是
A.药物治疗
B.定期随访
C.子宫肌瘤切除术
D.次全子宫切除术
E.行全子宫切除术

78.病人，男性，31岁。头痛、乏力5个月，视物模糊5天。查体：血压180/100mmHg，尿蛋白（+++），尿红细胞20/HP，眼底视网膜动脉痉挛，黄斑部有渗出与出血，视神经乳头无水肿。B超示双肾体积缩小。最可能的诊断是
A.肾性高血压
B.肾动脉狭窄
C.急进性肾炎
D.原发性高血压肾损害
E.恶性高血压肾损害

79.病人，男性，30岁。因急性肠梗阻入院，现病人出现明显腹膜刺激征。X线检查显示孤立、胀大的肠袢，

且不受体位和时间的影响。应首先考虑诊断是

A.粪石性肠梗阻

B.麻痹性肠梗阻

C.痉挛性肠梗阻

D.绞窄性肠梗阻

E.粘连性肠梗阻

80.患儿，20个月。其母主诉夜间多哭闹、多汗、易惊、近日频发手足肌肉痉挛成弓状，昨夜间突然意识不清、四肢抽动，两眼上翻，持续约10秒左右。其处理措施，**错误**的是

A.补充维生素D

B.增加户外活动，多晒太阳

C.应用水合氯醛抗惊厥

D.静脉注射钙剂时需加快推注

E.保持呼吸道通畅

81.病人，男性，57岁。肝硬化史10年。近3天来大便不畅，逐渐出现嗜睡、幻觉。脑电图异常，节律变慢，出现δ波。医生给予弱酸性溶液灌肠，其目的是

A.减少氨的吸收

B.减少血氨形成

C.促进体内尿素形成

D.减少肠道氨的形成

E.取代脑中假性神经传导介质

82.病人，男性，65岁。慢性支气管肺炎十余年，近一个月来出现进行性呼吸困难，晨起咳嗽严重，痰量较多，呈脓性。查体：肺部可闻及啰音，呼吸音减弱。为进一步明确诊断，辅助检查**不包括**

A.血常规检查

B.胸部X线

C.胃肠钡餐

D.痰液检查

E.肺功能检查

83.初产妇，28岁。24小时前行会阴侧切术分娩一男婴，会阴水肿明显，护理措施**错误**的是

A.会阴擦洗

B.评估会阴切口

C.95%酒精湿热敷

D.50%硫酸镁湿热敷

E.会阴切口患侧卧位

84.病人，女性，33岁。G_1P_0，孕38周。妊娠期高血压疾病，子痫前期。突然剧烈腹痛，伴阴道出血而就诊。查：子宫孕足月大，质硬，压痛，胎心110次/分。应考虑的诊断是

A.完全性前置胎盘

B.羊水过多

C.先兆早产

D.胎盘早剥

E.先兆子宫破裂

85.病人，男性，35岁。汽车撞伤左上腹4小时，P120次/分，BP70/40mmHg，全腹压痛、反跳痛、肌紧张，肝浊音界存在，肠鸣音减弱，进一步的检查是

A.腹部CT检查

B.多普勒超声检查

C.诊断性腹腔穿刺

D.腹部立位X线平片

E.胃肠钡餐造影检查

86.病人，男性，18岁。自儿童时期起哮喘反复发作，目前控制哮喘发作最有效的抗炎药是

A.茶碱类

B.色甘酸钠

C.抗胆碱能药

D.糖皮质激素

E.β_2受体激动剂

87.病人，男性，51岁。体检发现血压脉压增大，可能的疾病是

A.缩窄性心包炎

B.心包积液

C.主动脉瓣关闭不全

D.低血压

E.主动脉瓣狭窄

88.病人，女性，38岁。咳嗽、咳痰5年余。近1个月来咳嗽、咳痰加重，伴有多次咯血，咳痰在晨起或夜间卧床时加重，痰量多时可达400ml，静置后分为三层。该病人典型的X线表现为

A.两肺透亮度增加

B.肺纹理增多、紊乱

C.边界毛糙的结节状阴影

D.肺段或肺叶段淡薄、均匀阴影

E.不规则蜂窝状透亮阴影或沿支气管的卷发状阴影

二、以下提供若干个考题，每组考题共同使用在考题前列出的A、B、C、D、E五个备选答案。请从中选择一个与考题关系最密切的答案，并在答题卡上将相应字母所属的方框涂黑。每个备选答案可能被选择一次、多次或不被选择。

（89~91题共用备选答案）

A.血尿

B.蛋白尿

C.乳糜尿

D.脓尿

E.少尿或无尿

89.急性肾盂肾炎常见的尿液特点为

90.慢性肾小球肾炎常见的尿液特点为

91.慢性肾衰竭最常见的尿液特点为

（92~93题共用备选答案）

    A.-10%

    B.+10%

    C.+20%~+30%

    D.+30%~+60%

    E.>+60%

92.轻度甲亢基础代谢率是

93.重度甲亢基础代谢率是

（94~95题共用备选答案）

    A.单纯脾切除术

    B.肝移植术

    C.脾-肾静脉分流术

    D.门-腔静脉分流术

    E.贲门周围血管离断术

94.门静脉高压症所致上消化道大出血效果最好的手术方法是

95.门静脉高压症所致顽固性腹水的有效治疗方法是

（96~98题共用备选答案）

    A.脑震荡

    B.脑挫伤

    C.脑裂伤

    D.硬膜外血肿

    E.硬膜下血肿

96.头部受到撞击后，发生一过性神经功能障碍，无肉眼可见的神经病理改变，显微镜下，神经组织结构紊乱。判断为

97.暴力作用头部后，脑组织受到破坏较轻，软脑膜尚完整。判断为

98.脑实质血管破裂，会导致

（99~100题共用备选答案）

    A.输血

    B.脾切除

    C.雄激素治疗

    D.糖皮质激素治疗

    E.免疫抑制剂治疗

99.原发免疫性血小板减少症病人治疗首选

100.重型再生障碍性贫血病人治疗首选

答案与解析

序号	1	2	3	4	5	6	7	8	9	10
答案	B	C	E	B	A	C	E	A	B	A
序号	11	12	13	14	15	16	17	18	19	20
答案	B	B	E	D	C	B	C	A	E	D
序号	21	22	23	24	25	26	27	28	29	30
答案	C	E	C	A	B	B	B	E	B	A
序号	31	32	33	34	35	36	37	38	39	40
答案	C	A	A	A	A	C	D	C	C	E
序号	41	42	43	44	45	46	47	48	49	50
答案	D	A	B	B	C	D	A	A	B	E
序号	51	52	53	54	55	56	57	58	59	60
答案	A	B	E	E	D	E	B	C	A	D
序号	61	62	63	64	65	66	67	68	69	70
答案	A	B	C	B	B	B	A	D	D	A
序号	71	72	73	74	75	76	77	78	79	80
答案	C	C	C	A	A	D	D	D	D	D
序号	81	82	83	84	85	86	87	88	89	90
答案	D	C	C	D	C	D	C	E	D	B
序号	91	92	93	94	95	96	97	98	99	100
答案	E	C	E	E	B	A	B	E	D	E

1.解析：急性肺水肿的治疗包括：协助病人取端坐位，双腿下垂；高流量吸氧，酒精湿化；皮下注射吗啡镇静；使用起效迅速的强心药物，如西地兰静脉推注。地高辛口服作用较慢，故而不用。

2.解析：颅内占位性病变、颅骨凹陷性骨折、高血压脑病、呼吸道梗阻、呼吸中枢衰竭时CO_2积聚（高碳酸血症）引起的脑血管扩张、脑血容量增加，均可引起颅内压增高。颅中窝骨折会引起脑脊液漏，不会引起颅内压增高。

3.解析：肠鸣音恢复，肛门排气是肠蠕动恢复的标志，也是拔除胃管、开始进食的指征。

4.解析：上消化道出血5ml以上可出现大便隐血试验阳性，50~70ml以上有黑便（柏油样便），胃内积血量250~300ml出现呕血。

5.解析：急性颅内压升高有脑疝先兆时，首先使用20%甘露醇快速静脉注射，起到脱水、减低颅内压的作用。

6.解析：化脓性感染形成脓肿后应手术切开引流，排出脓液，促进炎症消退。

7.解析：前尿道结石在注入液状石蜡后可用手将结石推向尿道外口，再用钳子或镊子将结石夹出。

8.解析：大便隐血试验简便易行，费用低，可作为大肠癌大规模普查的初筛方法。50岁以上的人群应每年检查一次。

9.解析：带网气囊脱落细胞学检查对早期食管癌诊断率可达90%~95%，是一种简便易行的普查筛选诊断方法。

10.解析：胃镜直视下可发现胃黏膜的微小病灶，并可进行活组织检查来帮助确诊，是诊断早期胃癌的首选方法。

9

11.解析：ICU基础监护的内容：①持续心电图、心率、呼吸频率监测。②给氧、面罩、鼻导管或人工气道、呼吸机等。③保证两条有效的静脉通路。④留置导尿管，并观察每小时及24小时尿量。⑤安置好各种引流管及其他专科治疗装置。⑥备好各种记录单及监测表。

12.解析：休克的本质是血容量不足引起的组织灌注不足，因此治疗休克最基本的措施是补充血容量。

13.解析：闭合性多根多处肋骨骨折会引起反常呼吸运动，因此治疗的首要急救措施就是通过局部加压包扎固定，消除反常呼吸运动。

14.解析：大隐静脉曲张术后应早期活动，促进血液循环，主要目的是防止血栓形成。

15.解析：治疗哮喘急性发作时首选吸入给药，无效再考虑静脉给药。

16.解析：甲亢的辅助检查：①总T_3、T_4：甲状腺功能基本筛选试验，甲亢时升高；②FT_3、FT_4：诊断甲亢的主要检查，甲亢时升高；③TSH：反映甲状腺功能最敏感指标，甲亢时降低。根据题中现有选项，选择B。

17.解析：治疗系统性红斑狼疮时，首选糖皮质激素，如泼尼松等；不能用激素者可用免疫抑制剂如环磷酰胺、硫唑嘌呤、长春新碱等，此类药物毒性大，需定期复查血常规及肝功能。

18.解析：新生儿破伤风发作时最先受累的肌肉是咀嚼肌。

19.解析：结核菌素试验48~72小时后测皮肤硬结直径：<5mm为阴性（－）；5~9mm为阳性（＋）；10~19mm为中度阳性（＋＋）；≥20mm为强阳性（＋＋＋）。

20.解析：结核的用药原则：早期、联合、适量、规律、全程。不可随意停药。

21.解析：肝动脉化疗栓塞（TACE）治疗可作为非手术治疗肝癌的首选方法。

22.解析：新生儿窒息复苏按ABCDE步骤实施：A：清理呼吸道；B：建立呼吸，增加通气；C：维持正常循环，保证足够心排出量；D：药物治疗；E：评价。其中不包括的是预防感染。

23.解析：尿路刺激征是肾结核的典型症状，血尿及脓尿也是常见症状，全身症状如发热、盗汗等也较常见。排尿困难、排尿中断是膀胱结石的常见症状。

24.解析：语颤增强见于两种情况：①肺实变，主要病因为大叶性肺炎；②肺空洞，主要为肺结核形成的直径超过4cm，且贴近体表的空洞。

25.解析：糖类抗原19-9（CA19-9）最常用于胰腺癌的辅助诊断和术后随访。

26.解析：采血器具应是无菌、消毒合格的，而不只是清洁干燥的。

27.解析：白血病诊断主要依靠骨髓检查，骨髓增生明显活跃或极度活跃，原始和早幼细胞大于30%即可诊断。

28.解析：肝脏等实质性脏器破裂出血后，血液在腹腔内由于腹膜的去纤维化作用，出血不易凝固。因此，腹腔穿刺液为不凝固血液。

29.解析：引起气性坏疽的致病菌为产气荚膜梭菌，为厌氧菌。因此冲洗气性坏疽创口应用3%过氧化氢。

30.解析：甲状腺大部分切除术后发生手足抽搐，多为术中损伤甲状旁腺造成低钙性抽搐。

31.解析：中毒型细菌性痢疾多见于2~7岁的健康儿童，最有价值的检查是粪便细菌培养找到痢疾杆菌。

32.解析：新生儿寒冷损伤综合征复温的原则是逐步复温，肛温大于30℃，6~12小时恢复正常体温；肛温小于30℃应于12~24小时逐渐恢复。

33.解析：系统性红斑狼疮的相关免疫学检查包括：①抗核抗体（ANA），阳性率高，主要用于筛查；②抗双链DNA抗体，特异性高，确定疾病活动期价值大；③抗Sm抗体，系统性红斑狼疮的标志性抗体。

34.解析：中心静脉压（CVP）是上、下腔静脉进入右心房处的压力，通过上、下腔静脉或右心房内置管测定，它反映右房压，是临床观察血流动力学的主要指标之一，正常值为6~12cmH₂O。

35.解析：低钾血症最早的临床表现是肌无力，先是四肢软弱无力，以后延及躯干和呼吸肌。

36.解析：对出现室性心律失常，如室颤的病人，首选的药物是利多卡因。

37.解析：脓性指头炎出现搏动性跳痛、肿胀时，应及早在末节患指侧面切开，以免发生末节指骨坏死。

38.解析：肌酸激酶同工酶（CK-MB）、乳酸脱氢酶同工酶（LDH₁）的升高是诊断急性心肌梗死特异性最高的心肌酶。

39.解析：大血管病变是糖尿病最严重而突出的并发症，是2型糖尿病病人最主要的死亡原因。

40.解析：小儿心搏呼吸骤停的诊断：突然昏迷，部分有一过性抽搐、呼吸停止、面色灰暗或发绀、瞳孔散大和对光反射消失、大动脉（颈动脉、股动脉、肱动脉）搏动消失、听诊心音消失，做心电图检查可见等电位线、电机械分离或心室颤动等。

41.解析：急性盆腔炎的主要治疗手段是抗生素治疗。

42.解析：长期高血压可造成靶器官损害，主要包括心、脑、肾、眼。

43.解析：足够的血流灌注、有效的心排血量、周围血管功能正常是维持正常血液循环的3个重要因素，任何一个环节发生异常，均会导致循环功能异常。

44.解析：感染是肾病综合征常见的并发症，常发生呼吸系统、泌尿系统、皮肤感染，与蛋白丢失、免疫力降低及免疫抑制剂应用有关，是导致肾病综合征复发及疗效不佳的主因之一。

45.解析：肱骨髁上骨折肘后三角关系正常，而肘关节脱位后肘后三角关系失常，这是肱骨髁上骨折与肘关节脱位的主要鉴别点之一。

46.解析：有机磷中毒最有诊断价值的检查是胆碱酯酶活力测定。正常人全血胆碱酯酶活力100%；轻度中毒为70%~50%；中度中毒为50%~30%；重度中毒<30%。

47.解析：米泔水样便：粪便呈白色淘米水样，内含有黏液片块，量大、稀水样，见于重症霍乱、副霍乱病人。

48.解析：法洛四联症患儿缺氧发作时，应立即协助患儿采取的体位是膝胸卧位。

49.解析：Apgar评分的判断项目包括呼吸、心率、肌张力、喉反射和皮肤颜色。

50.解析：过敏性紫癜病变主要累及皮肤、黏膜、胃肠、关节及肾脏等部位的毛细血管壁，使其渗透性和脆性增加，造成出血症状。

51.解析：尿常规一般取晨起首次尿液100ml送检。

52.解析：病理性缩复环是子宫破裂的先兆，需要立即行剖宫产。

53.解析：缺铁性贫血需做铁生化检查，血清铁蛋白降低，血清铁降低，总铁结合力增高，转铁蛋白饱和度降低。血清铁蛋白能反映体内贮铁量。

54.解析：冠状动脉造影可明确冠状动脉的狭窄程度，是确诊冠心病的依据。

55.解析：慢性肾盂肾炎治疗的关键是积极寻找并去除易感因素，避免复发。

56.解析：吉兰-巴雷综合征脑脊液检查可出现典型的蛋白-细胞分离现象，蛋白含量增高而白细胞数正常或轻度增加。

57.解析：断离肢体应用无菌或清洁敷料包裹后干燥冷藏，切忌把离断肢体放入生理盐水或新洁尔灭中浸泡等处理。

58.解析：适宜阴道滴虫生长的阴道pH值是5.2~6.6。

59.解析：波氏试验，又称为深静脉通畅试验，是检查深静脉是否通畅的方法。

60.解析：肺气肿时残气量增加，残气量（RV）/肺总量（TLC）>40%。

61.解析：外阴鳞状细胞癌Ⅰ期首选手术切除。

62.解析：上述病人为前列腺增生合并急性尿潴留，必须首选导尿帮助病人排出尿液，解除痛苦。

63.解析：该孕妇出现了无痛性阴道流血，考虑为前置胎盘。前置胎盘确诊的方法首选B超。

64.解析：腹股沟斜疝嵌顿时间超过3~4小时，目前病人出现腹膜刺激征，提示腹股沟斜疝已经绞窄坏死，应紧急手术治疗。

65.解析：该病人右上腹阵发性绞痛伴恶心呕吐5小时，Murphy征阳性，初步考虑为急性胆囊炎，因此应选择B超确诊。

66.解析：该病人为窦性心律，但心率达到125次/分，超过100次/分，符合窦性心动过速的特点。

67.解析：肝硬化癌变的表现：肝区疼痛，短期肝脏迅速增大且表面有结节，病人出现血性腹水。

68.解析：老年男性，排尿困难3个月，B超检查可见前列腺增大考虑前列腺增生或前列腺癌，结合血清总PSA为20ng/ml，可能为前列腺癌。确诊前列腺癌的方法是前列腺穿刺活检。

69.解析：血钙<1.75mmol/L，低于血钙的正常值，考虑为低钙惊厥。

70.解析：腮腺肿大患儿应进食易消化的半流质饮食，可用盐水漱口，忌食酸辣食物，多饮水。腮腺肿胀处局部冷敷，以减轻炎症充血及疼痛。

71.解析：根据病人的临床表现诊断为缺铁性贫血，服用铁剂时为加强铁的吸收，可同服维生素C及稀盐酸。

72.解析：宫颈鳞状细胞癌Ⅰa期病人首选手术治疗。

73.解析：腰麻病人血压下降的原因是局麻药抑制了交感神经，引起血管扩张。严重的血压下降要考虑是否发生了全脊髓麻醉。

74.解析：轻度脱水，呕吐不严重的腹泻患儿应选择ORS液，中、重度脱水选择静脉补液。

75.解析：青壮年淋雨受凉后高热（39℃~41℃稽留热）、胸痛明显、铁锈色痰，考虑为肺炎球菌肺炎，病原体为肺炎链球菌。

76.解析：胎头双顶径为10cm，孕妇患糖尿病，考虑剖宫产结束分娩。

77.解析：诊断明确的子宫肌瘤，小于2个月妊娠子宫大小，症状不明显或较轻，尤其是绝经年龄的病人，可考虑药物对症治疗。

78.解析：病人有高血压病史，现出现肾功能损害，考虑为原发性高血压肾损害。

79.解析：肠梗阻出现明显腹膜刺激征，提示出现了腹腔渗出，结合X线检查的特点，考虑为绞窄性肠梗阻。

80.解析：根据患儿的表现，此患儿发生了低钙惊厥，控制惊厥选择镇静剂的同时应缓慢静脉注射钙剂。

77.解析：诊断明确的子宫肌瘤，小于2个月妊娠子宫大小，症状不明显或较轻，尤其是绝经年龄的病人，可考虑药物对症治疗。

78.解析：病人有高血压病史，现出现肾功能损害，考虑为原发性高血压肾损害。

79.解析：肠梗阻出现明显腹膜刺激征，提示出现了腹腔渗出，结合X线检查的特点，考虑为绞窄性肠梗阻。

80.解析：根据患儿的表现，此患儿发生了低钙惊厥，控制惊厥选择镇静剂的同时应缓慢静脉注射钙剂。

81.解析：该病人为肝性脑病，与血氨升高有关。给予弱酸性溶液灌肠，一方面可清除肠内含氮物质或积血，另一方面可酸化肠道，减少肠道内氨的生成和吸收。

82.解析：慢性支气管炎病人出现进行性呼吸困难，考虑发展为COPD，检查不包括胃肠钡餐。

83.解析：产妇会阴侧切后应取健侧卧位，有利于患侧伤口的愈合。

84.解析：妊娠期高血压疾病病人突感剧烈腹痛，伴阴道出血，子宫质硬，首先考虑发生了胎盘早剥。

85.解析：有左上腹受伤病史的病人，出现休克及腹膜刺激征表现，首先考虑为脾破裂，进一步的检查应首选诊断性腹腔穿刺。

86.解析：糖皮质激素是目前控制哮喘最有效的抗炎药物。

87.解析：脉压增大可见于主动脉瓣关闭不全、发热、贫血、甲亢等，A、B、D、E选项均出现脉压降低。

88.解析：病人长期咳嗽、大量脓痰、反复咯血，考虑为支气管扩张。支气管扩张病人典型的X线表现为不规则蜂窝状透亮阴影或沿支气管的卷发状阴影。

89.解析：泌尿系统感染可见尿中白细胞增多，每个高倍视野下超过5个（>5个/HP）白细胞称为脓尿。

90.解析：慢性肾小球肾炎必有的表现为蛋白尿。

91.解析：肾衰竭病人尿量减少，可出现少尿或无尿。

92.解析：+20%~+30%为轻型甲亢；+30%~+60%为中型甲亢；>+60%为重型甲亢。

93.解析：+20%~+30%为轻型甲亢；+30%~+60%为中型甲亢；>+60%为重型甲亢。

94.解析：贲门周围血管离断术结扎容易出血的血管，同时切除了脾脏，出血机会明显减少，具有较好的止血效果。

95.解析：对肝硬化引起的顽固性腹水病人，最有效的方法是肝移植。

96.解析：脑震荡病人会出现一过性神经功能障碍，无器质性病变。

97.解析：脑外伤后，脑组织受到破坏较轻，软脑膜尚完整为脑挫伤，如果软脑膜也被破坏为脑裂伤。

98.解析：硬脑膜下血肿常继发于对冲性脑挫裂伤，出血多来自挫裂的脑实质血管。

99.解析：原发免疫性血小板减少症首选肾上腺糖皮质激素，泼尼松每次10~20mg（3次/天），严重者静脉滴注氢化可的松，待血小板正常后减量，小剂量（5~10mg）维持3~6个月。激素无效时行脾切除或免疫抑制剂治疗。

100.解析：重型再生障碍性贫血治疗首选免疫抑制剂。

2024

护理学（师）

单科 一次过

相关专业知识 全真模拟试卷与解析

全真模拟试卷（八）

全国卫生专业技术资格考试研究专家组　编写

中国健康传媒集团

中国医药科技出版社

内 容 提 要

本书根据最新考试大纲要求，通过分析历年考试真题，并在研究命题规律的基础上精心编写而成。供考生进行模拟自测，梳理对知识点的掌握程度，顺利通关考试。本套试卷分为试题和答案及解析两大部分，以便学生自测后核对答案更加方便。试卷中题型、题量及题目难易程度与考试真题保持高度一致，考生根据自己未通过的科目选择相应的试卷即可。

图书在版编目（CIP）数据

护理学（师）单科一次过全真模拟试卷与解析．相关专业知识 / 全国卫生专业技术资格考试研究专家组编写．—北京：中国医药科技出版社，2023.9

（护考应急包）

ISBN 978-7-5214-3878-9

Ⅰ.①护…　Ⅱ.①全…　Ⅲ.①护理学－资格考试－题解　Ⅳ.①R47-44

中国国家版本馆CIP数据核字（2023）第074551号

美术编辑　陈君杞

版式设计　南博文化

出版　**中国健康传媒集团** | 中国医药科技出版社

地址　北京市海淀区文慧园北路甲22号

邮编　100082

电话　发行：010-62227427　邮购：010-62236938

网址　www.cmstp.com

规格　889×1194mm $\frac{1}{16}$

印张　8

字数　285千字

版次　2023年9月第1版

印次　2023年9月第1次印刷

印刷　北京紫瑞利印刷有限公司

经销　全国各地新华书店

书号　ISBN 978-7-5214-3878-9

定价　**25.00 元**

获取新书信息、投稿、为图书纠错，请扫码联系我们。

试题部分

一、以下每一道考题下面有A、B、C、D、E五个备选答案。请从中选择一个最佳答案，并在答题卡上将相应题号的相应字母所属的方框涂黑。

1.胰腺癌最常用的辅助检查和随访目的是
   A.血尿淀粉酶
   B.糖类抗原19-9
   C.血清胆红素
   D.氨基酸转移酶
   E.血糖与尿糖

2.对血液病诊断最有价值的实验室检测方法是
   A.CT
   B.B型超声
   C.X线检查
   D.骨髓检查
   E.肝功能检查

3.腹膜炎术后胃管拔除开始进食的指征是
   A.腹痛减轻或消失
   B.血压平稳
   C.有饥饿感
   D.体温恢复正常
   E.肠鸣音恢复、肛门排气

4.下列泌尿系统检查，需要做碘过敏试验的是
   A.尿路平片
   B.静脉肾盂造影
   C.磁共振尿路成像
   D.B超
   E.膀胱镜检查

5.糖尿病酮症酸中毒的病人呼出的气味是
   A.氨臭味
   B.烂苹果味
   C.粪臭味
   D.恶臭味
   E.刺激性酸味

6.对实体肿瘤有效的治疗方法是
   A.手术切除
   B.放射治疗
   C.化疗
   D.内分泌治疗
   E.中医中药治疗

7.宫颈息肉的最佳治疗方案是
   A.激光
   B.局部应用消炎药
   C.宫颈锥切
   D.息肉摘除术
   E.中药治疗

8.双侧瞳孔不等大见于
   A.视神经萎缩
   B.吗啡中毒
   C.阿托品中毒
   D.颅内病变
   E.农药中毒

9.现场抢救一氧化碳中毒首选措施是
   A.给予吸氧
   B.将其转移到空气新鲜处
   C.使其平卧
   D.给予脱水治疗
   E.打开气道

10.有关羊水栓塞的处理，**错误**的是
   A.纠正呼吸循环衰竭
   B.抗过敏
   C.抗生素预防感染
   D.防止凝血功能障碍
   E.等待自然分娩

11.以非手术治疗为主的乳房疾病是
   A.乳腺囊性增生病
   B.乳管内乳头状瘤
   C.乳腺纤维腺瘤
   D.Ⅱ期乳癌
   E.Ⅰ期乳癌

12.治疗产褥感染选择抗生素的依据是
   A.分娩方式
   B.细菌培养和药敏试验结果
   C.阴道分泌物性质
   D.病人全身症状
   E.感染部位、程度

13.小细胞低色素性贫血最重要的治疗措施是
   A.增加蛋白质
   B.输入鲜血

C.补充铁剂

D.给予叶酸

E.补充维生素

14.门腔静脉吻合术的主要目的是

    A.阻断侧支循环

    B.改善肝功能

    C.消除脾功能亢进

    D.降低门静脉压力

    E.减少腹水形成

15.肾性水肿一般最先发生的部位是

    A.双下肢

    B.胸腔

    C.心包

    D.骶尾部

    E.眼睑及面部

16.预防运动和过敏原诱发的哮喘最有效的药物是

    A.色甘酸钠

    B.乙胺丁醇

    C.沙丁胺醇

    D.异丙基阿托品

    E.氨茶碱

17.抗结核标准化疗方案的疗程一般为

    A.18~36个月

    B.12~18个月

    C.9~12个月

    D.6~9个月

    E.3~6个月

18.类风湿关节炎病人进行关节功能锻炼的最佳时期是

    A.晨僵期

    B.病变后期

    C.症状前期

    D.急性期

    E.恢复期

19.感染性休克病人补液应首选

    A.新鲜血浆

    B.血浆制品

    C.平衡盐溶液

    D.5%碳酸氢钠溶液

    E.5%葡萄糖液

20.血小板的正常值为

    A.（300~500）× 10^9/L

    B.（100~300）× 10^9/L

    C.（50~100）× 10^9/L

    D.（40~60）× 10^9/L

    E.（10~30）× 10^9/L

21.支气管扩张合并咯血时治疗一般不主张应用

    A.支气管舒张药

    B.镇静药

    C.镇咳药

    D.止血药

    E.抗生素

22.水痘患儿注射丙种球蛋白的主要作用是

    A.防止并发症

    B.防止复发

    C.预防后遗症

    D.防止继发感染

    E.缩短病程

23.腹部空腔脏器中最容易损伤的是

    A.大肠

    B.结肠

    C.小肠

    D.胃

    E.胆囊

24.风湿热最严重的临床表现是

    A.心脏炎

    B.关节炎

    C.腹痛

    D.舞蹈病

    E.环形红斑

25.对开放性损伤进行清创术的时限，一般不得超过伤后的

    A.11~16h

    B.9~10h

    C.6~8h

    D.3~5h

    E.1~2h

26.当病人出现脑疝时，不宜做的检查是

    A.颅脑多普勒检查

    B.脑血管造影

    C.MRI检查

    D.腰椎穿刺

    E.CT检查

27.必须尽早切开引流的急性感染是

    A.脓性指头炎

    B.颈部急性淋巴结肿大

    C.蜂窝组织炎

    D.急性淋巴管炎

    E.疖

28. 慢性呼吸衰竭病人出现的最早最突出的症状是
    A. 心血管系统症状
    B. 其他器官损害
    C. 精神神经症状
    D. 呼吸困难
    E. 发绀

29. 原发性肝癌最有效的治疗方法是
    A. 手术治疗
    B. 冰冻治疗
    C. 放射性治疗
    D. 免疫治疗
    E. TACD

30. 肝性脑病病人并发上消化道出血时，应避免输入的血液制品为
    A. 血小板
    B. 血浆
    C. 白蛋白
    D. 新鲜血
    E. 库存血

31. 关于肾病综合征病人的饮食指导，**不正确**的是
    A. 水肿时应低盐
    B. 足够热量
    C. 多进食富含饱和脂肪酸的食物
    D. 摄入富含氨基酸的优质蛋白
    E. 高度水肿伴尿少者应严格控制液体量

32. 胸外心脏按压的正确部位是
    A. 胸骨上段
    B. 胸骨右缘
    C. 胸骨左缘
    D. 剑突下
    E. 胸骨中下 1/3 处

33. 治疗系统性红斑狼疮的首选药物是
    A. 氯丙嗪
    B. 避孕药
    C. 泼尼松
    D. 肼屈嗪
    E. 普鲁卡因胺

34. 病人，女性，停经9周，少量阴道流血3天，无腹痛，子宫符合孕月，宫口未开，B超检查，宫内妊娠，可见胎心搏动，入院后主要的治疗原则是
    A. 保胎治疗
    B. 尽快清宫
    C. 止血补血
    D. 间断吸氧

E. 预防感染

35. 急性白血病病人的骨髓象是
    A. 多为中幼、晚幼粒和杆状核细胞
    B. 以淋巴细胞为主，少数幼稚淋巴细胞
    C. 多为淋巴细胞和巨幼细胞
    D. 多为中性核和中性分叶核细胞
    E. 多为原始细胞和幼稚细胞

36. 抗甲状腺药物治疗的不良反应中最危险的是
    A. 肝功能受损
    B. 胃肠道反应
    C. 粒细胞缺乏
    D. 白细胞减少
    E. 药疹

37. 对急腹症病人的处理，**错误**的是
    A. 禁饮食、按需要实施胃肠减压
    B. 积极应用抗生素抗感染
    C. 便秘者行低压灌肠
    D. 禁用吗啡等强镇静剂
    E. 及时纠正体液失衡

38. 患儿，男，5岁，单纯性肾病诱导缓解首选药物是
    A. 抗生素
    B. 利尿剂
    C. 低分子右旋糖酐
    D. 泼尼松
    E. 环磷酰胺

39. 早期食管癌的病变范围是
    A. 仅限于黏膜层
    B. 侵入或侵透肌层
    C. 远处淋巴结转移
    D. 肝转移
    E. 病变长度超过5cm

40. 病人，男性，40岁。突然出现头晕，心悸、乏力，脉速。呕吐咖啡样胃内容物，为明确病因首选的检查是
    A. 胃镜检查
    B. 选择性动脉造影
    C. X线钡餐检查
    D. B超显像
    E. 吞棉线试验

41. 诊断肺结核的方法中，最可靠的是
    A. 痰结核菌检查
    B. 红细胞沉降率检查
    C. 结核菌素试验
    D. 胸部X线片
    E. 胃液分析

42.对ARDS的诊断和病情判断有重要意义的检查是
 A.心电图监测
 B.X线检查
 C.血气分析
 D.血流动力学监测
 E.肾功能监测

43.**不属于**颅内压增高的早期临床表现是
 A.血压升高
 B.意识障碍
 C.脉搏增快
 D.呕吐
 E.头痛

44.腰椎间盘突出症病人的临床表现**不包括**
 A.直腿抬高试验阳性
 B.会阴部感觉迟钝
 C.拾物试验阳性
 D.腰部活动受限
 E.腰痛

45.正常会阴侧切切口拆线时间为产后
 A.7天
 B.5~6天
 C.3~5天
 D.2~3天
 E.1~2天

46.**不需**做造影剂过敏试验的检查是
 A.支气管造影
 B.心血管造影
 C.胃肠钡餐造影
 D.静脉肾盂造影
 E.静脉胆道造影

47.与尖锐湿疣有关的病毒是
 A.人类免疫缺陷病毒
 B.人乳头瘤病毒
 C.带状疱疹病毒
 D.腮腺炎病毒
 E.风疹病毒

48.高钾血症病人典型的心电图表现是
 A.P-R间期缩短
 B.ST段降低
 C.U波突出
 D.T波高尖
 E.P波高尖

49.对系统性红斑狼疮最具有特异性的检查是
 A.抗Sm抗体阳性

 B.补体C_3显著升高
 C.血或骨髓中发现狼疮细胞
 D.抗核抗体阳性
 E.血沉增快

50.开放性气胸病人首要的处理措施是
 A.纠正休克
 B.剖胸探查
 C.封闭伤口
 D.清创
 E.抽气减压

51.简单可靠的诊断异位妊娠破裂的方法是
 A.阴道后穹窿穿刺
 B.盆腔检查
 C.腹腔镜检查
 D.宫腔镜检查
 E.查血hCG

52.静脉滴注10%葡萄糖液200ml，其中加入10%氯化钾的最大量为
 A.6ml
 B.5ml
 C.4ml
 D.13ml
 E.12ml

53.适用于处理肉芽过度增生的药物是
 A.3%过氧化氢
 B.0.1%依沙吖啶
 C.5%氯化钠
 D.3%氯化钠
 E.2%硝酸银

54.预测直肠癌预后及监测复发的免疫学检查是
 A.癌抗原-50（CA-50）测定
 B.组织多肽抗原（TPA）测定
 C.癌抗原125（CA125）测定
 D.癌胚抗原（CEA）测定
 E.甲种胎儿球蛋白（AFP）测定

55.外阴癌最常发生的部位是
 A.小阴唇
 B.大阴唇
 C.阴道
 D.阴蒂
 E.阴阜

56.有些结肠位于腹膜后，受伤后常导致严重的
 A.腹腔内出血
 B.腹腔内积气

C.腹腔后感染

D.腹痛

E.腹膜炎

57.肝硬化的腹水属于

A.乳糜性

B.脓性

C.血性

D.渗出液

E.漏出液

58.重型胎盘早剥，胎盘的剥离面积为

A.超过胎盘面积的1/3

B.超过胎盘面积的1/4

C.超过胎盘面积的1/5

D.超过胎盘面积的1/6

E.超过胎盘面积的1/7

59.下肢静脉曲张的病因**不包括**

A.长期负重工作致腹压增高

B.浅静脉压力升高

C.静脉瓣膜缺陷

D.下肢肌肉收缩减退

E.静脉壁薄弱

60.T型引流管拔除的时间一般为

A.14天

B.10天

C.7天

D.5天

E.3天

61.自体游离皮片移植属于

A.同种移植

B.同质移植

C.器官移植

D.组织移植

E.细胞移植

62.病人，女性，36岁。重型颅脑损伤行"血肿清除术"后20小时，病人清醒后，继而出现呕吐，意识障碍，GCS评分11分。急诊CT检查，见右颞顶不规则阴影。病人可能出现了

A.帽状腱膜血肿

B.皮下血肿

C.颅内血肿

D.颅内急性脓肿

E.颅内感染

63.患儿，男，1岁。高热惊厥入院，治疗1周痊愈出院。出院前对其家长进行健康教育的重点是

A.门诊复查的时间

B.预防接种的时间

C.惊厥预防及急救措施

D.体格锻炼的方法

E.合理的喂养方法

64.患儿男，3岁。体重超过同龄儿童50%，所需热量应较理想体重至少减少

A.50%

B.40%

C.30%

D.20%

E.10%

65.病人，男性，36岁。突发高热，严重贫血及皮肤广泛瘀斑，最有助于确诊的检查是

A.B超

B.骨髓象

C.尿化验

D.CT

E.大便潜血

66.病人，女性，28岁。甲状腺功能亢进症病史半年，妊娠3个月，甲状腺功能亢进症状加重，治疗宜选用

A.碘剂

B.普萘洛尔

C.丙基硫氧嘧啶

D.放射性^{131}I治疗

E.甲状腺次全切除术

67.病人，女性，16岁。青春期功血，医生给予性激素调整月经周期。护士给病人进行健康指导，正确的是

A.每次减量不超过原剂量1/2

B.调整月经应2个周期

C.血止后药量每天递减

D.如感冒可暂时停服

E.按时按量服用性激素

68.患儿，男，5岁。幼儿园老师反映上课时不停摇椅，多跑动，不专心，不能完成手工作业，但智力正常。最可能的诊断是

A.大脑发育不全

B.癫痫小发作

C.多发性神经根神经炎

D.注意缺陷多动障碍

E.脑性瘫痪

69.病人，男性，20岁。车祸后呼吸窘迫，来医院急诊。查体：右胸部饱满，呼吸音消失，叩诊呈鼓音，右胸部有骨擦音、皮下气肿。首要的急救措施是

A.胸腔穿刺排气减压

B.剖胸探查

C.闭式胸腔引流

D.镇静、吸氧抗感染

E.输血、输液抗休克

70.患儿，女，3岁。出生时曾接种卡介苗，最近PPD试验局部皮肤红肿，硬结直径为21mm。下列情况可能性较大的是

A.皮肤激惹反应

B.皮肤局部感染

C.有活动性结核

D.曾经有结核感染

E.卡介苗接种后反应

71.患儿男，8个月。呕吐、腹泻3天入院。烦躁、口渴，前囟明显凹陷，口唇黏膜干燥，皮肤弹性较差，尿量明显减少。血清钠135mmol/L。第1天补液宜用

A.生理盐水

B.ORS液

C.4：3：2液

D.2：3：1液

E.2：1液

72.患儿，男，8岁。食欲缺乏，8小时后右耳周围肿痛，同学中有类似病人。查体：肿大以右耳垂为中心，皮肤发热，触之坚韧有弹性，疼痛，张口及咀嚼时加重。最可能的诊断是

A.急性上呼吸道感染

B.流行性腮腺炎

C.急性淋巴结炎

D.化脓性中耳炎

E.麻疹

73.病人，男性，35岁。下腹外伤，可疑膀胱破裂，简单有效的检查方法是

A.腹穿

B.膀胱注水试验

C.膀胱造影

D.下腹部X线平片

E.耻骨上膀胱穿刺

74.病人，女性，30岁。在硬膜外麻醉下行腹股沟疝修补术后4小时。查体：耻骨上膨隆，扪及囊样包块，听诊呈实音。下列处置**不妥**的是

A.立即行导尿术

B.针刺三阴交穴

C.温水冲洗会阴

D.听流水声

E.协助病人取适当体位

75.病人，女性，20岁。发现背部肿块1周，伴疼痛。查体：背部可见直径约3cm大小肿块，表面红肿，有压痛，触摸有波动感。应采取的处理方法是

A.切开引流

B.放射治疗

C.手术切除

D.口服消炎药物

E.先抗感染，再手术切除

76.病人，男性，68岁。患心脏瓣膜病、房颤20年，服用地高辛5年。近3天突然出现恶心、呕吐，同时伴心悸、头痛、头晕、视物模糊。心电图示室性早搏二联律。病人可能出现了

A.洋地黄类药物中毒

B.高血压

C.低血压

D.心力衰竭

E.消化性溃疡

77.病人，男性，45岁。突发剧烈腹痛，恶心、呕吐，体温38.8℃，以"急性化脓性腹膜炎"收入院。入院后急查血白细胞18×10^9/L，病人出现里急后重感，B超检查发现盆腔有较大的脓肿。应采取的治疗措施为

A.手术治疗

B.物理透热治疗

C.热水坐浴

D.应用抗生素治疗

E.持续胃肠减压

78.病人，男性，53岁。巩膜轻度黄染1周。近2个月来感觉上腹部不适及隐痛，食欲减退和消瘦明显。血清胆红素368μmol/L，碱性磷酸酶升高；B超示胰头部有一3cm×2cm包块，胆总管轻度扩张，CT示胰头部占位。经充分术前准备行胰十二指肠切除术。术后护理措施**错误**的是

A.严格记录出入量，维持水电解质平衡

B.持续氧气吸入，鼓励病人腹式呼吸

C.密切观察腹部体征变化，防止吻合口瘘

D.给予高蛋白、高糖、高维生素、低脂饮食

E.保持各种引流管通畅，观察引流液的量和颜色

79.病人，男性，50岁。在田间劳动时不慎敌百虫农药中毒，立即被送急诊。抢救时**禁用**的措施为

A.硫酸钠导泻

B.1%盐水洗胃

C.1：5000高锰酸钾洗胃

D.2%碳酸氢钠洗胃

E.清水洗胃

80.病人，女性，28岁。因一氧化碳中毒送入院，护士观

察病情时，应特别警惕的并发症是

A.肺水肿

B.脑水肿

C.昏迷

D.迟发性脑病

E.水电解质紊乱

81.患儿，女，2天。体温38.1℃，吃奶好，精神萎靡。血常规：白细胞25×10^9/L，诊断为新生儿败血症。对于该患儿的治疗，正确的是

A.若患儿出现并发症，则需治疗3周以上

B.血培养阳性，疗程至少需要5~7天

C.血培养阴性，病情好转即可停药

D.选用一种抗生素，避免发生菌群失调

E.做血培养，等待结果，然后选用抗生素

82.患儿，女，6个月。高热，中毒症状明显。呻吟，双肺有中细湿啰音，诊断为支气管肺炎，其抗生素应用至体温正常后

A.11~14天

B.8~10天

C.5~7天

D.3~4天

E.1~2天

83.病人，女性，53岁。因"腰椎间盘突出"拟行"腰椎间盘突出物摘除术"，术前护理措施<u>不妥</u>的是

A.可戴腰围下床活动

B.避免弯腰、长期站立或上举重物

C.保持有效牵引

D.抬高床头20°，屈膝，放松背部肌肉

E.绝对卧硬板床

二、以下提供若干组考题，每组考题共同使用在考题前列出的A、B、C、D、E五个备选答案。请从中选择一个与考题关系最密切的答案，并在答题卡上将相应题号的相应字母所属方框涂黑。每个备选答案可能被选择一次、多次或不被选择。

（84~85题共用备选答案）

A.糖皮质激素

B.苯丁酸氮芥

C.三尖杉酯碱

D.长春新碱

E.羟基脲

84.治疗慢性粒细胞白血病首选的药物是

85.治疗慢性淋巴细胞白血病首选的药物是

（86~87题共用备选答案）

A.膀胱镜检查

B.B超检查

C.X线检查

D.肾动脉造影

E.静脉肾盂造影

86.诊断膀胱癌最直接、可靠的检查是

87.用于早期诊断肾癌的常用检查是

（88~89题共用备选答案）

A.兴奋迷走神经药物

B.延长动作电位时程为主的药物

C.膜稳定作用为主的药物

D.β受体阻滞剂

E.钙通道阻滞剂

88.乙胺碘呋酮抗心律失常的作用机理是

89.维拉帕米抗心律失常的作用机理是

（90~91题共用备选答案）

A.食物反流

B.呛咳及肺部感染

C.食管气管瘘

D.大量呕血

E.声音嘶哑

90.食管癌肿侵入气管，可形成

91.食管癌肿侵入主动脉，溃烂破裂，可引起

（92~93题共用备选答案）

A.免疫学检查

B.脑脊液检查

C.B超

D.CT和MRI

E.脑电图

92.为明确癫痫诊断应做的检查是

93.为明确癫痫病因应做的检查是

（94~96题共用备选答案）

A.人工流产综合征

B.羊水栓塞

C.子宫穿孔

D.术后感染

E.吸宫不全

94.人工流产术中，受术者出现面色苍白、出汗、心率缓慢，应考虑为

95.人工流产术中，受术者感到下腹部撕裂样疼痛，术者探测宫腔有"无底"感觉，应考虑为

96.人工流产术后2周仍有阴道流血，量较多，应考虑为

（97~98题共用备选答案）

A.胎儿娩出后，阴道间歇性流出暗红色血液，胎盘娩出延迟

B.产后突然发生寒战，呼吸困难，发绀

C.产妇突然感到下腹部剧痛，随即子宫收缩停止

D.产后宫底逐渐升高，随后大量血液自阴道流出

E.子宫出现病理缩复环，血尿

97.先兆子宫破裂的表现是

98.子宫破裂的表现是

（99~100题共用备选答案）

A.从有规律性宫缩到胎儿胎盘娩出

B.从有规律性宫缩到胎儿娩出

C.从有规律性宫缩到宫口开全

D.从宫颈口开全到胎儿娩出

E.从胎儿娩出到胎盘娩出

99.第一产程指

100.第二产程指

答案与解析

序号	1	2	3	4	5	6	7	8	9	10
答案	B	D	E	B	B	A	D	D	B	E
序号	11	12	13	14	15	16	17	18	19	20
答案	A	B	C	D	E	A	B	E	C	B
序号	21	22	23	24	25	26	27	28	29	30
答案	C	E	C	A	C	D	A	D	A	E
序号	31	32	33	34	35	36	37	38	39	40
答案	C	E	C	A	E	C	C	D	A	A
序号	41	42	43	44	45	46	47	48	49	50
答案	A	C	C	C	C	C	B	D	A	C
序号	51	52	53	54	55	56	57	58	59	60
答案	A	A	E	D	B	C	E	A	D	A
序号	61	62	63	64	65	66	67	68	69	70
答案	D	C	C	B	B	C	E	D	A	C
序号	71	72	73	74	75	76	77	78	79	80
答案	B	B	B	A	A	A	A	D	D	D
序号	81	82	83	84	85	86	87	88	89	90
答案	A	C	A	E	B	A	B	B	E	C
序号	91	92	93	94	95	96	97	98	99	100
答案	D	E	D	A	C	E	E	C	C	D

1.解析：胰腺癌最常用的辅助诊断和随访项目是糖类抗原19-9。

2.解析：骨髓检查是诊断血液病最有价值的实验室检测方法。缺铁性贫血骨髓象主要是中晚幼红细胞增生活跃；再生障碍性贫血急性期骨髓显示增生低下或极度低下；原发免疫性血小板减少症骨髓象巨核细胞数量增多或正常，形成血小板的巨核细胞减少。急性白血病骨髓一般增生明显或极度活跃，主要为白血病原始细胞和幼稚细胞。

3.解析：腹膜炎术后病人应继续禁食、胃肠减压，待肠蠕动恢复后，拔除胃管，给予水及流质饮食，逐步恢复至正常饮食。

4.解析：泌尿系统检查时需做碘过敏试验的是静脉肾盂造影。

5.解析：糖尿病酮症酸中毒病人出现深大呼吸，呼出气呈烂苹果味。

6.解析：手术切除是治疗实体肿瘤有效的方法。

7.解析：慢性子宫颈炎以局部治疗为主，宫颈息肉可手术摘除。

8.解析：双侧瞳孔不等大见于颅内病变，小脑幕切迹疝患侧瞳孔最初有短暂的缩小，以后逐渐散大，枕骨大孔疝因脑干缺氧，瞳孔可忽大忽小。

9.解析：一旦发生一氧化碳中毒，应立即将病人转移到空气新鲜处，松解衣服，保持呼吸道通畅。

10.解析：羊水栓塞发生在第一产程，应立即考虑剖宫产结束分娩，在第二产程发病者应根据情况阴道助产结束分娩。

11.解析：乳腺囊性增生病以对症治疗为主，症状严重者可用激素药物治疗，如三苯氧胺。

12.解析：产褥感染病原体未明确时，可根据临床经验选用广谱高效抗生素，然后依据细菌培养和药敏试验结果，调整抗生素种类和剂量。

13.解析：小细胞低色素性贫血为缺铁性贫血，病因治疗是治疗缺铁性贫血的关键所在。

14.解析：门腔静脉吻合术：选择肝门静脉系和腔静脉系的主要血管吻合，使压力较高的门静脉系血液直接分流到腔静脉中去，降低门静脉压力。

15.解析：肾源性水肿首先出现在眼睑、颜面，然后开始而延及全身。

16.解析：色甘酸钠对预防运动及过敏原诱发的哮喘最有效，不良反应有呼吸道刺激、恶心、胸闷等。

17.解析："常规"或"标准"疗法为使用异烟肼、链霉素和对氨基水杨酸12~18个月。

18.解析：类风湿关节炎急性期应卧床休息，制动关节，恢复期即可进行关节功能锻炼。

19.解析：感染性休克病人首先快速输入平衡盐溶液，再补充适量的胶体液。

20.解析：血小板的正常值为（100~300）×10^9/L。

21.解析：镇咳药可抑制咳嗽反射，使脓痰、血块堵塞气道而发生窒息。因此支气管扩张合并咯血时治疗一般不主张应用镇咳药。

22.解析：水痘患儿注射丙种球蛋白进行免疫治疗可减轻症状和缩短病程。

23.解析：腹部空腔脏器最容易受损的是小肠，因其占据中、下腹大部分空间，受外伤机会较多。

24.解析：风湿热最严重的临床表现是心脏炎，以心肌炎及心内膜炎多见，亦可发生全心炎。

25.解析：开放性创伤应及早清创，清创术的最好时机是伤后6~8小时内，争取达到一期愈合。

26.解析：腰椎穿刺会进一步加重脑疝，明显颅内压升高及脑疝发生后应禁止使用。

27.解析：患脓性指头炎时，手指的浅筋膜致密，张力过高易引起指骨坏死和骨髓炎，应及早末节患指侧面切开，不可待波动感出现后才手术，以免发生末节指骨坏死。

28.解析：呼吸困难是呼吸衰竭病人最早出现且最突出的症状。

29.解析：手术切除是目前治疗肝癌最有效的方法之一。

30.解析：肝性脑病病人并发上消化道出血时，宜输新鲜血，库存血含血氨高，易诱发、加重肝性脑病。

31.解析：肾病综合征病人蛋白摄入量应为正常入量［1.0g/（kg·d）］的优质蛋白，热量要保证充足，每日每千克体重不少于（30~35kcal/kg）。少进食含饱和脂肪酸的食物，多吃不饱和脂肪酸。水肿时应低盐饮食（食盐<3g/d）。

32.解析：胸外心脏按压的正确部位是胸骨中下1/3处或两乳头连线的中点。

33.解析：治疗系统性红斑狼疮首选药物是糖皮质激素（泼尼松）。

34.解析：停经9周后出现少量阴道流血，无腹痛，子宫符合孕月，宫口未开，考虑为先兆流产，因此应采取保胎治疗。

35.解析：急性白血病骨髓一般增生活跃或极度活跃，主要细胞为白血病原始细胞和幼稚细胞。

36.解析：抗甲状腺药物治疗的不良反应中最危险的是粒细胞缺乏，因此，应定期查血常规。

37.解析：急腹症的病人应执行四禁：禁食、禁灌肠、禁用热、禁止痛。

38.解析：单纯性肾病诱导缓解首选药物是泼尼松。

39.解析：早期食管癌的病变范围是仅限于黏膜层。

40.解析：病人呕吐咖啡样胃内容物，提示胃内出血，因此应首选胃镜检查。

41.解析：痰培养找到痰结核分枝杆菌是确诊肺结核病的主要方法，也是制订化疗方案和评价治疗效果的主要依据。

42.解析：动脉血气分析是ARDS诊断的主要依据，对ARDS建立诊断、病情严重性分级和疗效评价等均有重要意义。

43.解析：在颅内压增高早期，脑灌注压下降，血流量减少，脑缺氧并伴心率减慢，故颅内压增高的早期脉搏减慢。

44.解析：病人从地上拾物时，不能弯腰，需挺腰屈膝屈髋关节下蹲才能取物，称"拾物试验"阳性，主要见于腰椎结核病人。

45.解析：会阴侧切切口一般于产后3~5日拆线。

46.解析：胃肠钡餐造影，造影剂为硫酸钡，一般不需做造影剂过敏试验。

47.解析：尖锐湿疣又称生殖器疣或性病疣，是由人乳头瘤病毒感染引起的性传播疾病。

48.解析：高钾血症心电图的特征性改变为T波高而尖、P-R间期延长、P波下降或消失，QRS波群增宽，ST段升高。

49.解析：抗Sm抗体为SLE最具有特异性的抗体，特异度为99%。

50.解析：开放性气胸应立即封闭伤口，将开放性气胸变为闭合性气胸，赢得挽救的时间，并迅速转送至医院。

51.解析：阴道后穹隆穿刺是一种简单、可靠的异位妊娠诊断方法，适用于疑有腹腔内出血的异位妊娠病人。

52.解析：根据静脉补钾的原则，其浓度不宜超过0.3%，则10%葡萄糖液200ml的含钾量应为：200×0.3%/10%=6ml，即200ml液体内最多可加入钾的量为6ml。

53.解析：硝酸银溶液对皮肤和黏膜有腐蚀及收敛作用。肉芽生长过度，可将其剪平后压迫止血，或用10%~20%硝酸银烧灼后再用生理盐水湿敷。

54.解析：血清癌胚抗原（CEA）可预测直肠癌的预后和监测复发。

55.解析：外阴癌癌灶可生长在外阴的任何部位，但大多数发生在大阴唇。

56.解析：因结肠肠壁薄，血液供应差，内容物液体成分少而细菌含量多，一部分结肠位于腹膜后，受伤后易漏诊，常导致严重的腹膜后感染。

57.解析：肝硬化病人门静脉高压，血管内水分漏入腹腔形成腹水，因此肝硬化的腹水为漏出液。

58.解析：胎盘的剥离面超过1/3，伴有较大的胎盘后血肿，常为内出血或混合性出血者，属于重型胎盘早剥。

59.解析：下肢静脉曲张的病因包括下肢浅静脉本身的病变或解剖因素所致，如先天性的静脉壁薄弱、瓣膜发育不良、长期负重使腹压增高或长时间站立工作，造成下肢静脉压力增高，而使下肢静脉回流受阻等。故D不是。

60.解析：T型管一般于术后12~14天可考虑拔除，拔管前试行夹管1~2天。

61.解析：组织移植指某一组织，如皮肤、筋膜、肌腱、软骨、骨、血管等，或整体联合的几种组织，如皮肌瓣等的移植术。

62.解析：病人重型颅脑损伤行"血肿清除术"，清醒后又出现了意识障碍、颅内高压症状，且CT示右颞顶不规则阴影，提示再次出血，形成血肿，考虑为颅内血肿。

63.解析：因高热惊厥患儿在今后发热时还可出现惊厥，患儿出院前，护士应告知其家长及时控制体温是预防惊厥的关键，并说明物理降温及药物降温的方法，演示惊厥发作的急救方法。

64.解析：患儿体重超过同龄儿50%，为严重肥胖者，可按理想体重所需热能减少40%。

65.解析：病人突发高热，且严重贫血及皮肤出现广泛瘀斑，首先考虑血液及造血系统疾病，故最有助于确诊的检查是骨髓象。

66.解析：目前抗甲状腺药物包括硫脲类和咪唑类。硫脲类主要包括丙基硫氧嘧啶和甲基硫氧嘧啶。

67.解析：性激素调整月经周期，应按时按量服用性激素，不得随意停服或漏服。

68.解析：注意缺陷多动障碍表现为与年龄和发育水平不相称的注意力不集中和注意时间短暂、活动过度和冲动，常伴学习困难、品行障碍和适应不良。

69.解析：据病人症状判断为肋骨骨折伴张力性气胸，因病人出现了呼吸窘迫的症状，首要的急救措施是胸腔穿刺排气减压，排除积气促进肺膨胀。

70.解析：硬结直径≥20mm为强阳性（+++），3岁以下小儿强阳性提示患儿有活动性结核病。

71.解析：该患儿为中度等渗性脱水。ORS液一般适用于轻度或中度脱水无严重呕吐者。

72.解析：小儿右耳周围肿痛，肿大以右耳垂为中心，皮肤发热，触之坚韧有弹性，疼痛，张口及咀嚼时加重，首先考虑诊断为流行性腮腺炎。

73.解析：膀胱注水试验可通过观察注水后膀胱排出液量的差异来判断膀胱是否有破裂，是一种简便有效的检查方法。

74.解析：手术后出现尿潴留，首先应采取改变体位、温水冲洗会阴、听水流声等措施，上述措施无效才考虑导尿。

75.解析：据病人症状，判断为背痈。触之有波动感，提示脓肿已形成，应尽快切开引流脓液。

76.解析：洋地黄类药物中毒的表现：①神经系统：头痛、头晕、视物模糊、黄绿视等；②胃肠道反应为最常见的不良反应，如食欲缺乏、恶心、呕吐等；③循环系统，心律失常，其中室早二联律最常见。

77.解析：病人盆腔脓肿较大，应手术切开引流。盆腔脓肿较小或未成形时可采取非手术治疗。

78.解析：术后病人消化功能减退，易发生消化不良、腹泻，应酌情给予均衡饮食，蛋白质、糖类摄入不宜过高，以免蛋白质消化不良以及高血糖的发生。

79.解析：碳酸氢钠可使敌百虫转化为毒性更强的敌敌畏。

80.解析：一氧化碳中毒病人清醒后应卧床休息2周，以免发生迟发性脑病。

81.解析：败血症经抗生素治疗后病情好转时应继续治疗5~7天；血培养阳性，疗程至少需要10~14天；有并发症者应治疗3周以上。

82.解析：小儿肺炎使用抗生素的疗程是体温正常后5~7天，症状、体征消失后3天停药。

83.解析：术前病人应卧床3周后才能戴腰围下床活动。

84.解析：羟基脲是目前治疗慢性粒细胞白血病首选的化疗药物。

85.解析：苯丁酸氮芥抗肿瘤药，主要用于慢性淋巴细胞白血病，也适用于恶性淋巴瘤、多发性骨髓瘤、巨球蛋白血症、卵巢癌。

86.解析：膀胱镜检查是确诊膀胱癌的重要检查手段，可直接观察肿瘤所在部位、大小、数目、形态等。

87.解析：超声发现肾癌的敏感性高，在体检时，超声可发现临床无症状，尿路造影无改变的早期肿瘤。

88.解析：胺碘酮（乙胺碘呋酮）抑制心脏多种离子通道，降低窦房结、浦肯野纤维的自律性和传导性，明显延长心肌细胞动作电位时程和有效不应期，Q-T间期和QRS波。

89.解析：维拉帕米为钙通道阻滞剂。

90~91题解析：食管癌肿侵犯喉返神经可引起声音嘶哑；侵入主动脉，溃烂破裂引起大量呕血；侵入气管引起食管气管瘘。

92.解析：脑电图发作时记录到棘波对癫痫诊断意义最大。

93.解析：CT和MRI可明确颅内器质性病变，有助于明确癫痫的病因。

94.解析：人工流产综合征是指手术时疼痛或局部刺激，受术者在术中或术毕出现恶心、呕吐、心动过缓、心律不齐、面色苍白、头昏、胸闷、大汗淋漓，严重者血压下降、昏厥、抽搐等迷走神经兴奋症状。这与受术者情绪、身体状况及术者操作有关，一发现症状应立即停止手术。

95.解析：人工流产时，手术器械进入深度超过原来所测深度，提示子宫穿孔，应立即停止手术。

96.解析：手术后阴道流血时间长，血量多或流血停止后再现多量流血，应考虑为吸宫不全，血或尿hCG检测和B型超声检查有助于诊断。

97.解析：先兆子宫破裂的表现为：①子宫呈强直性或痉挛性过强收缩，产妇烦躁不安，呼吸、心率加快，下腹剧痛难忍，出现少量阴道流血。②可见病理缩复环逐渐上升达脐平或脐上，压痛明显。③膀胱受压充血，出现排尿困难及血尿。④因宫缩过强、过频，胎儿触不清，胎心率加快或减慢或听不清。

98.解析：不完全性子宫破裂表现不明显，完全性子宫破裂表现为产妇突感下腹一阵撕裂样剧痛，子宫收缩突然停止。

99.解析：第一产程指从有规律性宫缩到宫口开全。

100.解析：第二产程指从宫颈口开全到胎儿娩出。